がん患者の泌尿器症状の緩和に関するガイドライン

2016年版

編集　特定非営利活動法人 日本緩和医療学会 JSPM
　　　緩和医療ガイドライン委員会

金原出版株式会社

Clinical Guidelines for Urological Symptoms in Cancer Patients

edited by
Japanese Society for Palliative Medicine

©2016
All right reserved.
KANEHARA & Co., Ltd., Tokyo Japan
Printed in Japan

緩和医療ガイドライン委員会

委員長	太田惠一朗	日本医科大学消化器外科
担当委員	津島　知靖	国立病院機構岡山医療センター
外部委員	中山　健夫	京都大学大学院医学研究科社会健康医学系専攻健康情報学分野
外部委員	高山　智子	国立研究開発法人国立がん研究センターがん対策情報センターがん情報提供部

泌尿器症状ガイドライン作成 WPG（Working Practitioner Group）

WPG員長		太田惠一朗	日本医科大学消化器外科
WPG副員長		津島　知靖	国立病院機構岡山医療センター
		三浦　剛史	三井記念病院緩和ケア科
ＷＰＧ員		池永　昌之	淀川キリスト教病院緩和医療内科
		入江　　伸	倉敷市立児島市民病院診療部
		河原　貴史	筑波大学附属病院腎泌尿器外科
		岸田　　健	神奈川県立がんセンター泌尿器科
		後藤　たみ	神戸市立医療センター西市民病院看護部
		塩井　康一	横浜南共済病院泌尿器科
		重原　一慶	金沢大学医薬保健研究域医学系泌尿器科〔外部委員，日本性機能学会〕
		田中　良典	武蔵野赤十字病院泌尿器科
		中村　一郎	神戸市立医療センター西市民病院
		並木　幹夫	金沢大学医薬保健研究域医学系〔外部委員，日本性機能学会〕
		蜂矢　隆彦	春日部市立病院泌尿器科
		目黒　則男	目黒クリニック
		大和　豊子	一般財団法人淳風会健康管理センター
ＷＰＧ員 （評価委員）		秋元　典子	岡山大学大学院保健学研究科〔外部委員，日本がん看護学会〕
		上野　博司	京都府立医科大学疼痛・緩和医療学講座〔日本緩和医療学会：医師〕
		大園誠一郎	浜松医科大学泌尿器科学講座〔外部委員，日本癌治療学会〕
		塩川　　満	総合病院聖隷浜松病院薬剤部〔日本緩和医療薬学会〕
		篠原　信雄	北海道大学大学院医学研究科腎泌尿器外科〔日本泌尿器科学会〕
		住谷　昌彦	東京大学医学部附属病院緩和ケア診療部〔日本緩和医療学会：医師〕
		立松三千子	愛知県がんセンター中央病院薬剤部，名城大学大学院薬学研究科〔日本緩和医療学会：薬剤師〕
		南郷　栄秀	東京北医療センター総合診療科〔外部委員，日本プライマリ・ケア連合学会〕
		細矢　美紀	国立研究開発法人国立がん研究センターがん対策情報センター〔日本緩和医療学会：看護師〕

（五十音順）

発刊にあたって

　泌尿器症状は，ある程度進行したがん患者から終末期のがん患者に生じることが多く，臨床の場ではしばしば経験される身体症状の一つとして知られています。日本緩和医療学会は，2008年に「終末期がん患者の泌尿器症状対応マニュアル（Web版）」を上梓していますが，このマニュアルは主に終末期のがん患者の泌尿器症状を対象としていました。また，すぐに泌尿器科専門医にコンサルトできない施設で泌尿器症状に遭遇した場合への対応について書かれたものであり，現場で対応可能な検査や処置が記載され，対応不可の場合は泌尿器科専門医への紹介を推奨するという内容でした。しかし，近年，緩和ケアの概念が"がん"と診断されたときからの緩和ケアの提供へと拡がり，がん患者のさまざまな症状への取り組みについても必然的に変化が生じてきています。

　このような背景から，終末期だけでないがん患者の泌尿器症状への対応を網羅したガイドラインが必要であるとの声が高まり，外部委員も含めた「泌尿器症状ガイドライン作成 Working Practitioner Group（WPG）」が日本緩和医療学会に組織されました。

　まず，対象患者を前マニュアルより広く「進行がんの病変そのもの，または治療による副作用で泌尿器症状が出現している患者」とし，日本緩和医療学会代議員に経験することの多い泌尿器症状についてのアンケート調査を行い，その結果を参考に，進行がん患者に生じる泌尿器症状の中で，特に緩和ケアの臨床で経験する機会の多いとされた，①血尿，②下部尿路症状，③上部尿路閉塞・腎後性腎不全，④膀胱部痛・膀胱けいれん，⑤陰部浮腫，⑥尿路感染症，⑦性機能障害を主に取り上げることとなりました。これらはまだ新しい分野でもあり，質の高いエビデンスのある論文がまだ希薄であったため，専門家の意見を取り入れながら，WPG員が多くのミーティングとデルファイ法を繰り返しながら推奨を作成するという努力を重ねられ，ついに，ここに「がん患者の泌尿器症状の緩和に関するガイドライン2016年版」として上梓されることになりました。

　このような経緯と目的で作成された本ガイドラインは，泌尿器症状のある患者への適正処置の単なる内容紹介ではなく，その処置の患者への有益性と有害性とのバランスにまで言及した"患者中心"の内容となっており，その点が前マニュアルとは大きく異なっています。このガイドラインは緩和ケアの臨床の場で，有用な座右の書となってくれると思います。

　最後に本ガイドライン作成にあたり，アンケートに答えていただいた代議員と，多大なご尽力とご努力を傾注していただいた外部委員を含めた「泌尿器症状ガイドライン作成WPG」の皆様に対し，この場を借りて感謝の意を表すとともに，このガイドラインが緩和ケアの臨床現場で大いに役立ち，多くの泌尿器症状に苦しむがん患者さんのつらさの軽減に役立つことを祈念して，序文とさせていただきます。

2016年5月

特定非営利活動法人　日本緩和医療学会
理事長　細川豊史

目 次

I章 はじめに

1 ガイドライン作成の経緯と目的 … 2
2 ガイドラインの使用上の注意 … 4
3 エビデンスと推奨の強さ … 6
   1. エビデンスの強さ … 6
   2. 推奨の強さ … 7
4 用語の定義と概念 … 9

II章 背景知識

1 血 尿 … 14
  はじめに … 14
   1. 症 候 … 14
    1) 顕微鏡的血尿 … 14
    2) 肉眼的血尿 … 15
   2. 病態生理 … 15
    1) 疾病に伴う血尿 … 15
    2) 治療に伴う血尿 … 16
   3. 評価と検査 … 16
    1) 尿検査 … 16
    2) 血尿の重症度 … 17
    3) 内視鏡検査 … 17
    4) 画像診断 … 17
   4. 治 療 … 17
    1) 薬物療法（膀胱内薬物投与） … 18
    2) 非薬物療法 … 19
  まとめ … 20

2 下部尿路症状 … 22
  はじめに … 22
   1. メカニズム，病態生理 … 22
    1) 排尿症状 … 23
    2) 蓄尿症状 … 23
    3) 排尿後症状 … 23
    4) その他の症状 … 23
   2. 評価，身体所見と検査 … 24
    1) 排尿記録 … 24
    2) 身体所見 … 24
    3) 尿検査 … 24
    4) 血液検査 … 24
    5) 残尿測定 … 25
    6) 尿流動態検査 … 26
    7) 膀胱鏡検査 … 26
    8) 超音波検査 … 26
   3. 診断と治療 … 26
    1) 排尿症状（尿排出症状・尿閉） … 26
    2) 蓄尿症状（頻尿・尿失禁） … 30
  まとめ … 34

3 上部尿路閉塞・腎後性腎不全 … 36
  はじめに … 36
   1. 病態生理 … 36
    1) 腎前性腎不全 … 36
    2) 腎性腎不全 … 36
    3) 腎後性腎不全 … 36
   2. 上部尿路閉塞の原因 … 37
   3. 評価と検査 … 37
   4. 治療方法 … 38
    1) 尿管ステント … 38
    2) 腎ろう … 39
    3) 回腸導管，尿管皮膚ろう … 39
    4) 尿路閉塞解除をしないで対症療法のみで
       経過をみるという選択 … 40
  まとめ … 40

4 膀胱部痛・膀胱けいれん … 41
  はじめに … 41
   1. 病態生理 … 41
    1) 膀胱の神経支配 … 41
    2) 膀胱部痛・膀胱けいれんの原因 … 41
   2. 評 価 … 42
    1) 膀胱部痛の原因の評価 … 42
    2) 痛みの程度と評価 … 42
   3. 治 療 … 42

①　薬物療法	42
②　神経ブロック	42

5 陰部浮腫　44
はじめに　44
1. 病態生理　44
   ①　心機能障害　44
   ②　腎機能障害　44
   ③　低アルブミン血症　44
   ④　深部静脈血栓症（deep vein thrombosis；DVT）　45
   ⑤　抗がん剤副作用　45
   ⑥　リンパ浮腫　45
2. 鑑別診断　45
   ①　陰嚢水腫　46
   ②　精巣上体炎　46
   ③　陰茎の炎症　46
   ④　嵌頓包茎　46
3. 評価と検査　47
4. 治　療　48
まとめ　48

6 尿路感染症　50
はじめに　50
   ①　緩和ケアを受けている患者の尿路感染症の特徴　50
1. 病態生理　50
2. 原因菌（病因）　51
3. 病態の評価　51
4. 症状と検査　52
   ①　症　状　52
   ②　尿検査　52
   ③　検体の採取　52
5. 治療の解説　52
   ①　単純性尿路感染症　53
   ②　複雑性尿路感染症（カテーテル非留置症例）　55
まとめ　55

7 尿路カテーテル管理　58
はじめに　58
1. 尿路カテーテルの適応　58
   ①　尿道留置カテーテル　58
   ②　膀胱ろうカテーテル　59
   ③　上部尿路カテーテル　60

2. 管理の実際　61
   ①　尿道留置カテーテル　61
   ②　膀胱ろうカテーテル　62
   ③　尿管ステント　62
   ④　腎ろうカテーテル　62
   ⑤　3way尿道留置カテーテル　62
まとめ　63

8 性機能障害　64
はじめに　64
1. 病態生理と原因　64
   ①　手　術　65
   ②　放射線治療　65
   ③　テストステロン低下と抗がん剤治療　65
   ④　その他の薬剤　66
   ⑤　心因性　66
2. がん患者に生じたEDの評価と検査　67
   ①　問　診　67
   ②　バイアグラテスト　68
   ③　テストステロン値の測定　68
   ④　特殊診断検査　68
3. がん患者に生じたEDに対する治療　68
   ①　十分なカウンセリング　68
   ②　PDE-5阻害薬　68
   ③　陰圧式勃起補助器具　68
   ④　陰茎海綿体注射　69
   ⑤　テストステロン補充療法（TRT）　69
4. 女性がん患者における性機能障害　69

III章　推　奨

1 血　尿　72
2 下部尿路症状（尿閉）　77
3 下部尿路症状（頻尿・尿失禁）　79
4 上部尿路閉塞・腎後性腎不全　82
5 膀胱部痛・膀胱けいれん　85

IV章　資　料

1 作成過程　88
1. 概　要　88
2. 臨床疑問の設定　88
3. 系統的文献検索　88

4. ガイドラインと教科書	88	**3** 今後の検討課題	96
5. 妥当性の検証	89		
6. ガイドライン作成者と利益相反	90	索引	99

2 文献検索式　93

臨床疑問一覧

1 血尿

[臨床疑問 1] がんによる膀胱からの肉眼的血尿を認める進行がん患者において，有用な治療法はあるか？ ———— 72

1-1 止血剤が無効ながんによる膀胱からの肉眼的血尿を認める進行がん患者に，膀胱洗浄や膀胱持続灌流は有用か？ ———— 72

1-2 膀胱洗浄・膀胱持続灌流が無効な肉眼的血尿を認める進行がん患者に，有用な処置はあるか？ ———— 72

1-3 さまざまな治療に抵抗性の肉眼的血尿を認める進行がん患者に，尿路変向は有用か？ ———— 72

2 下部尿路症状（尿閉）

[臨床疑問 2] がんの浸潤による尿閉に対して有用な治療法はあるか？ ———— 77

3 下部尿路症状（頻尿・尿失禁）

[臨床疑問 3] がんの浸潤による頻尿・切迫性尿失禁に対して，有用な治療法はあるか？ ———— 79

4 上部尿路閉塞・腎後性腎不全

[臨床疑問 4] がんの圧迫または浸潤による有症状の上部尿路閉塞の場合，泌尿器科的処置を行うことは保存的治療と比較して有用か？ ———— 82

5 膀胱部痛・膀胱けいれん

[臨床疑問 5] がん患者における膀胱部痛・膀胱けいれんに対する有用な治療法はあるか？ ———— 85

5-1 膀胱部痛・膀胱けいれんのあるがん患者に対して，薬物療法は有用か？ ———— 85

5-2 膀胱部痛・膀胱けいれんのあるがん患者に対して，神経ブロックは有用か？ ———— 85

I章　はじめに

1. ガイドライン作成の経緯と目的
2. ガイドラインの使用上の注意
3. エビデンスと推奨の強さ
4. 用語の定義と概念

1 ガイドライン作成の経緯と目的

　がん患者はその終末期になると泌尿器症状を訴えることが少なくない。しかし，泌尿器科専門医にその対応を容易に依頼できる施設は必ずしも多くないのが現状である。日本緩和医療学会は2008年に「終末期がん患者の泌尿器症状対応マニュアル（Web版）」を発行した。このマニュアルは，泌尿器科専門医にコンサルテーションが得にくい施設で，緩和医療に携わっている方々を対象に終末期がん患者に発生する泌尿器症状への対応を記したものである。現場で対応可能な検査と処置を記載して，対応不能な場合は泌尿器科専門医受診を推奨し，その後の泌尿器科での対応については，ほとんど触れられていない内容であった。

　2002年のWHOの緩和ケアに関する概念の変換や，2006年の本邦のがん対策基本法の策定によって，がんに関わる緩和ケアは，終末期に特化したものから，がんと診断された時からの緩和ケアへとその概念と取り組みの方向性が大きく変更された。そのため，今回のマニュアルの改訂にあたっては，対象患者の範囲を「終末期」のみに限定せず，病期を広げて「進行期」とした。また，マニュアルではなくガイドラインとし，作成にあたっては，何らかの泌尿器症状を有する患者に対して，どのような処置を行うのがよいのかという従来の概念の紹介ではなく，泌尿器症状に対する処置が患者にどのような有益性があり，同時にどのような害があるのかというバランスを，エビデンスと泌尿器科専門医の臨床経験を集約して患者中心に考えた。

　進行がんであっても，軽度の症状で生命予後が約1年以上と予想される患者と，終末期で生命予後が約1カ月以内と考えられる患者では，病態や周囲を取り巻く環境，そして対応が全く異なる。また，外来に通院している患者，在宅で療養している患者，一般病棟に入院している患者，あるいは緩和ケア病棟に入院している患者でも，受けられる医療・介護に大きな差がある。しかしながら，患者の病態や取り巻く環境を細かく分けて，それぞれについて臨床疑問を設定しても，緩和医療の現場におけるすべての状況を網羅することは不可能であり，非常に煩雑な内容になってしまうので，対象患者は，広く「進行がんの病変そのもの，または治療による副作用で泌尿器症状が出現している患者」とした。

　このガイドラインで取り上げる症状・病態については，日本緩和医療学会代議員を対象にアンケート調査を行った。その結果を参考にして，進行がん患者に発生する泌尿器症状のうち比較的遭遇する頻度の高い，①血尿，②下部尿路症状，③上部尿路閉塞・腎後性腎不全，④膀胱部痛・膀胱けいれん，⑤陰部浮腫，⑥尿路感染症，⑦性機能障害の7症状を取り上げた。がんによる症状を対象としたので，例えば，がん患者に尿路結石を合併し，強い側腹部痛を自覚することもあるが，がんに起因した症状，合併症ではないので，今回は取り上げていない。しかしながら，尿路カテーテルについては，留置している患者は多く，その管理について現場ではいろいろな問題点が指摘されており，アンケート調査でも記載の希望が多かったので，背景知識に取り上げて解説した。

これらの症状に関して，①〜④について臨床疑問を設定し，推奨を作成した。系統的文献検索を行ったが，多くの論文は症例報告や，試験的に行われた治療結果を集積した症例集積研究であり，その内容は経験的なもので質の高いエビデンスのある論文はほとんど認められなかった。この結果をふまえて，専門家の意見を追加して，ミーティングとデルファイ法を繰り返して，推奨を作成した。この作成過程で，科学的に検証しなくてはならない多くの課題が明らかにされた。次の改訂までに，蓄積された臨床結果を振り返り，また，適切な臨床研究を行うことにより，臨床疑問を1つずつ解決していかなくてはならない。

　それぞれの症状は，単独で発生することはむしろ稀であり，お互いに密接に関連しあっていることも多いが，単純化するためにそれぞれの項目を中心にしてその対応の仕方をまとめて記載した。本ガイドラインは，外部委員を含むガイドライン作成委員会および理事会のレビューを経て作成されたものである。このガイドラインが泌尿器症状で苦しむがん患者の福音となれば幸いである。

（津島知靖）

ガイドラインの使用上の注意

1）対象患者

　進行がんの病変そのものまたは治療による副作用で泌尿器症状が出現している患者を対象とする。がん患者に偶然に合併した，がんと関連しない症状は対象としない。小児は対象としない。

2）使用者

　対象患者を診療する医師，看護師，薬剤師，その他の医療従事者を含む医療チームを使用者とする。

3）効果の指標

　本ガイドラインにおいては，泌尿器症状の緩和と生活の質（quality of life；QOL）を効果の指標とする。何が生活と生命の質を決定するかは，患者・家族ごとに価値観が異なるため，画一的には決定できないが，多くの患者・家族にとって，生命の質の重要な要素となるのは，身体的苦痛の緩和，精神的おだやかさ，人生の意味や価値を感じられること，家族との関係を強めること，死に対する心備えができること，心残りがないこと，納得のいく治療を受けられること，希望があることなどである。したがって，本ガイドラインの推奨は，単に泌尿器症状による苦痛の緩和のみならず，治療による合併症などの負の側面や，患者・家族の精神的側面や価値観も含めて総合的に判断することが重要である。

4）個別性の尊重

　本ガイドラインは，ガイドラインに従った画一的なケアを勧めるものではない。ガイドラインは臨床的，科学的に満たすべき一般的な水準を示しているが，個々の患者への適用は，対象となる患者の個別性に十分配慮し，医療チームが責任をもって決定するべきものである。

5）定期的な改訂の必要性

　ガイドラインは，医療の進歩に遅れることなく一定期間で再検討する必要がある。本ガイドラインは，発刊後5年以内をめどに再検討および改訂を行うこととする。改訂責任者は，日本緩和医療学会理事長とする。

6）責　任

　本ガイドラインの内容については日本緩和医療学会が責任をもつが，個々の患者への適用に関しては，患者を直接担当する医療従事者が責任をもつ。

7）利益相反

　本ガイドラインの作成にかかる費用は，日本緩和医療学会より拠出された。ガイ

ドライン作成に関わる委員の活動・作業はすべて無報酬で行われ，委員全員の利益相反に関する開示が行われ，日本緩和医療学会で承認された。本ガイドライン作成のどの段階においても，ガイドラインで扱われている内容から利害関係を生じうる団体からの資金提供は受けていない。また，ガイドラインに参加した委員も利害関係を生じうる団体との関係をもたない。

8）構　成

本ガイドラインでは，進行がん患者に発生する泌尿器症状のうち比較的遭遇する頻度の高い，①血尿，②下部尿路症状，③上部尿路閉塞・腎後性腎不全，④膀胱部痛・膀胱けいれん，⑤陰部浮腫，⑥尿路感染症，⑦性機能障害の7症状を取り上げた。さらに，進行がん患者の尿路管理で重要なカテーテル管理についても取り上げ，背景知識で解説した。これらの症状に関して，①〜④について臨床疑問を設定し，推奨を作成した。本ガイドラインの構成は以下の通りである。

まず，「Ⅰ章 はじめに」では，「ガイドライン作成の経緯と目的」を簡単にまとめ，「ガイドラインの使用上の注意」として，本ガイドラインの対象とする状況や使用上の注意を説明した。「エビデンスと推奨の強さ」では，本ガイドラインで，エビデンスの強さと推奨の強さを決定する過程を記載した。「用語の定義と概念」では，本ガイドラインで使用する用語の定義を明示した。

「Ⅱ章 背景知識」では，①〜⑦の症状について，「病態」，「原因」，「評価と検査」，「治療」の形式で解説した。さらに，尿路カテーテル管理についても，泌尿器科医と看護師の立場から，現在の考え方について解説した。

ガイドラインの主要部分である「Ⅲ章 推奨」では，臨床疑問，推奨文，解説を述べた。構造化抄録はガイドラインには掲載しなかったが，推奨のなかの解説において個々の論文の概要がわかるように配慮して記載した。

「Ⅳ章 資料」では，「作成過程」としてガイドラインを開発した経緯を述べ，各臨床疑問で使用した「文献検索式」を掲載した。最後に，今回のガイドラインでは十分に検討できなかった課題を「今後の検討課題」としてまとめ，今後の改訂，研究計画に役立てるようにした。

（津島知靖）

3 エビデンスと推奨の強さ

　本ガイドラインは，日本緩和医療学会「緩和医療ガイドライン委員会」に設置された「泌尿器症状ガイドライン作成 Working Practitioner Group（WPG）」が編集した。エビデンスの強さと推奨の決定方法は，『Minds 診療ガイドライン作成の手引き 2014』に準じ，臨床疑問ごとにデルファイ法を行い，委員の意見を集約した。

1. エビデンスの強さ

　本ガイドラインでは，『Minds 診療ガイドライン作成の手引き 2014』を参考にして，「エビデンスの強さ」を「治療による影響がどれくらいかを推定したときの確実さ・確信の程度」と定義した。作成の手引きによれば，ある臨床疑問に対する系統的レビューで収集しえたすべての研究報告を介入/要因曝露の組み合わせごとにアウトカムごと，研究デザインごとに評価し，その結果をまとめたものをエビデンス総体（body of evidence）と呼び，強さを決定する。さらに，ある臨床疑問においてエビデンス総体をアウトカム横断的に統合した全体を，「エビデンス総体の総括（アウトカム全般のエビデンスの強さ）」と呼び，強さを決定する。強さは，A〜Dに分けられており，それぞれ，「A（強）：効果の推定値に強く確信がある」「B（中）：効果の推定値に中程度の確信がある」「C（弱）：効果の推定値に対する確信は限定的である」「D（とても弱い）：効果の推定値がほとんど確信できない」ことを示す（表1）。

　系統的レビューにおいて，無作為化比較試験では初期評価「A（強）」から，観察研究では初期評価「C（弱）」から評価を開始し，バイアスリスク・非直接性・非一貫性・不精確・出版バイアスなど評価を下げる項目と，介入による効果が大きい・用量—反応勾配あり・可能性のある交絡因子が提示された効果を減弱させているなど評価を上げる項目についても評価検討し，強さを決定する。しかしながら，本ガイドラインにおける文献検索で得られた多くの論文は症例報告や，試験的に行われた治療結果を集積した症例集積研究であり，その内容は経験的・対症的なもので，これらの評価は「D（とても弱い）」に分類される。得られたエビデンス全体を質的に，可能な場合は量的に統合し，エビデンス総体を総括して，アウトカム全般のエビデンスの強さを委員会の合意に基づき決定した（表1）。

表1　エビデンス総体の強さとアウトカム全般のエビデンスの強さ（両者に共通の強さ）

A（強）	効果の推定値に強く確信がある
B（中）	効果の推定値に中程度の確信がある
C（弱）	効果の推定値に対する確信は限定的である
D（とても弱い）	効果の推定値がほとんど確信できない

2. 推奨の強さ

本ガイドラインでは,「推奨の強さ」を,「推奨に従って治療を行った場合に患者の受ける益が害や負担を上回ると考えられる確実さの程度」と定義した。推奨は,エビデンスの強さや臨床経験をもとに,推奨した治療によって得られると見込まれる益の大きさと,不利益(害,負担,費用)のバランスから総合的に判断した。

推奨の強さは,「1：強く推奨する」,「2：弱く推奨する(提案する)」の2通りとした。推奨の強さとエビデンスの強さを併記し,以下のように記載した。

例)
1) 患者Pに対して治療Iを行うことを推奨する (1A)
   = (強い推奨, 強い根拠に基づく)
2) 患者Pに対して治療Cに比べ治療Iを行うことを提案する (2C)
   = (弱い推奨, 弱い根拠に基づく)
3) 患者Pに対して治療Cも治療Iも行わないことを提案する (2D)
   = (弱い推奨, とても弱い根拠に基づく)
4) 患者Pに対して治療Iを行わないことを強く推奨する (1B)
   = (強い推奨, 中程度の根拠に基づく)

デルファイ法の過程において,委員が各推奨文を「1：強い推奨」と考えるか,「2：弱い推奨」と考えるかについて討議を行った。推奨の強さに対する意見が分かれた場合には,「専門家の合意が得られるほどの強い推奨ではない」と考え,「弱い推奨」とすることを原則とした。逆に,エビデンスの強さが「弱い」「とても弱い」であっても,委員が全員一致して「1：強い推奨」と判断した場合には,その決定を反映した。

「強い推奨」とは,得られているエビデンスの強さと臨床経験から判断して,推奨した治療によって得られる益が大きく,かつ,治療によって生じうる害や負担を上回ることが確実と考えられる場合と定義される(表2)。この場合,医師は患者の多くが推奨された治療を希望することを想想し,患者の価値観や好み,意向もふまえたうえで,推奨された治療を行うことが望ましい。

例えば,がんの圧迫や浸潤による有症状の上部尿路閉塞の患者に対して,泌尿器科的処置を行うことに関しての症例報告や症例集積研究の報告は散見されるが,無作為化比較試験はない。しかしながら,泌尿器科的処置により腎不全を含む症状を緩和させる可能性がある。また,腎後性腎不全が急速に進行しており,そのままの状態では日から週単位の予後と考えられるが,腎不全が改善されれば月単位の予後が期待できる場合がある。尿管ステント留置であれば,手術の侵襲は軽度であり,また,術後のQOLの低下はほとんど無視できるレベルであるため,患者や家族の意思も考慮してではあるが,「泌尿器科的処置によって得られる利益は大きく,か

表2 推奨の強さ

1：強い推奨 (recommend)	推奨した治療によって得られる益が大きく,かつ,治療によって生じうる害や負担を上回ると考えられる
2：弱い推奨 (suggest)	推奨した治療によって得られる益の大きさは不確実である,または,治療によって生じうる害や負担と拮抗していると考えられる

つ,生じうる害や負担を上回ることが確実」と考えられるため,推奨度を「1：強い推奨」とした。

「弱い推奨」とは,得られているエビデンスと臨床経験から判断して,推奨した治療によって得られる益の大きさは不確実である,または,治療によって生じうる害や負担と利益とが拮抗していると考えられることを指す（**表2**）。この場合,医師は推奨された治療を行うかどうか,患者の価値観や好み,意向もふまえたうえで,患者とよく相談する必要がある。

（津島知靖）

【参考文献】
1) 福井次矢, 山口直人 監. Minds 診療ガイドライン作成の手引き 2014, 東京, 医学書院, 2014

4 用語の定義と概念

血尿
尿中に赤血球が混入した状態。肉眼で確認できる場合を肉眼的血尿、肉眼では判別できない場合を顕微鏡的血尿という。

膀胱タンポナーデ
高度の血尿による凝血塊や組織片などが尿の排出を妨げている状態。

放射線性膀胱炎
放射線治療による膀胱の障害。膀胱粘膜の虚血に伴う血管内膜炎が進行性に生じ、粘膜に潰瘍が起こり出血する。

尿道膀胱鏡
尿道から挿入する膀胱内視鏡。金属の筒を用いた硬性鏡や軟性ファイバースコープ、軟性電子スコープがある。

膀胱持続灌流
留置した3way尿道留置カテーテルを通じ、灌流ルートを用いて持続的に洗浄液を膀胱内に流すこと。

下部尿路症状
尿の貯留や排出に関係する症状を広く意味する用語。排尿症状、蓄尿症状、排尿後症状の3つからなる。

排尿症状
尿の排出時にみられる、尿勢低下、尿線途絶、腹圧排尿、尿閉などの症状。

蓄尿症状
尿の貯留時にみられる、頻尿、尿失禁、尿意切迫感などの症状。

排尿後症状
排尿直後にみられる残尿感、排尿後尿滴下。

排尿困難
排尿しようとしているのに排出しづらい状態。正式には（下部尿路症状診療ガイドラインでは）排尿症状と定義される。

過活動膀胱
尿意切迫感を伴う、頻尿・夜間頻尿。感染や他の明らかな病的状態を認めないもの。切迫性尿失禁を伴うこともある。

頻尿
排尿回数が多すぎるという患者の愁訴。日中の排尿回数が8回以上あれば頻尿と考えてよい。

夜間頻尿
夜間に排尿のために1回以上起きなければならないという愁訴。

多尿
24時間尿量が2.8L以上もしくは体重当たり40mL以上ある、尿量の多すぎる状態。

尿意切迫感
突然起こる、我慢できないような強い尿意であり、通常の尿意との相違の説明が困難なもの。

尿失禁
尿が不随意に漏れることをいう。原因により、切迫性、腹圧性、混合性、溢流性、機能性、真性に分類される。

切迫性尿失禁
尿意切迫感と同時または直後に不随意に尿が漏れること。

■ 腹圧性尿失禁
運動や咳，くしゃみなどの際に不随意に尿が漏れること。

■ 混合性尿失禁
切迫性と腹圧性の両者の尿失禁を有するもの。

■ 溢流性尿失禁
尿排出障害のため膀胱内に顕著な残尿があり，常に膀胱が充満した状態にあるため，膀胱内の尿があふれて少しずつ漏れる状態。

■ 機能性尿失禁
認知機能低下や身体運動低下のためトイレ以外の場所で排尿してしまう状態。

■ 真性尿失禁
生来の解剖学的異常のために尿が膣などから常時漏れる状態。

■ 骨盤底筋訓練（体操）
肛門挙筋，肛門括約筋，尿道括約筋，膣周囲の横紋筋からなる骨盤底筋群を随意に収縮する方法。

■ 膀胱訓練
尿意が起きても5～10分間我慢してから排尿することで定時排尿，排尿間隔の延長を図るもの。

■ 排尿記録（日誌）
排尿の回数，量，尿失禁の回数，量などを記録したもの。頻尿や尿失禁を有する患者のアセスメントに有効である。

■ 経尿道的腫瘍切除術，電気凝固術（TURBT, TUC）
尿道より硬性膀胱鏡を挿入し，先端の電気メスで腫瘍を切除したり出血部位を凝固止血する手術。

■ 経尿道的前立腺切除術（TURP）
尿道より硬性膀胱鏡を挿入し，先端の電気メスで前立腺を切除し尿道を広げる手術。

■ 水腎症
腎盂や尿管が拡張した状態。尿路の通過障害が主な原因であるが，膀胱尿管逆流症でも水腎症を認めることがある。

■ 無尿
1日の尿量が50～100 mL以下の場合。膀胱に尿の貯留がない。

■ 尿閉
膀胱は尿で充満しているが，排尿できない状態。

■ 腎前性腎不全
腎臓そのものの異常ではなく，心拍出量や循環血漿量の急速な低下のために腎血流が著しく減少して起こる腎不全。

■ 腎性腎不全
糸球体腎炎などの糸球体病変や，抗生物質，抗がん剤などの腎毒性物質による尿細管障害，抗生物質や消炎鎮痛薬などによる過敏反応由来の間質障害による腎不全。

■ 腎後性腎不全
腎からの尿流が体外に排泄されず水腎症を来し，水腎症による腎盂内圧の上昇のために尿が産生されなくなった状態。

■ ドレナージ
体内に貯留した血液，尿，浸出液，膿などを体外に導く方法。

■ 尿管ステント
膀胱内から尿管内を経て腎盂まで挿入することにより，通過障害に起因する腎機能低下や感染の治療に用いられるカテーテル。

■ 尿路変向
腎から尿管，膀胱，尿道を通して排尿されるという自然な状態から変更し，さまざまな方法で尿を体外に導くこと。手術が必要であり，腎ろう，膀胱ろう，回腸導管，尿管皮膚ろうなどの方法がある。

腎ろう
腎盂から腎実質，筋肉，体表を貫通し体外にいたる人工的ろう孔。多くは超音波ガイド下に経皮的に形成される。腎盂・腎杯に溜まった尿をカテーテルを通して体外に導く方法。

膀胱ろう
恥骨上より経皮的あるいは切開により膀胱から下腹壁を通し体外に至る人工的ろう孔。膀胱尿をカテーテルを通して体外に導く方法。

回腸導管
遊離した回腸の一部に尿管を吻合し，回腸の蠕動を利用して臍の右側に作成した排泄口（ストーマ）から尿を体外に排出させる方法。蓄尿の袋を皮膚に貼り付ける必要がある。

尿管皮膚ろう
切断した尿管を直接腹壁，皮膚を貫いて皮膚に吻合し，尿を体外に排出する方法。蓄尿の袋を皮膚に貼り付ける必要がある。

膀胱部痛症候群
膀胱充満に関連する恥骨上部の疼痛があり，昼間頻尿・夜間頻尿などの症状を伴う症候群で，感染や他の明らかな病的状態が認められないもの。

間質性膀胱炎
頻尿・尿意亢進・尿意切迫感・膀胱痛・骨盤痛などの症状症候群を呈する，原因不明で難治性の疾患。

下腹神経叢ブロック
直腸，子宮，膀胱などの骨盤内臓器の交感神経由来の痛みに対する疼痛治療法。

フェノールサドルブロック
会陰部の疼痛に対し，座位にてくも膜下腔に高比重フェノールグリセリンを注入することで，第4，5仙髄神経や馬尾神経をブロックする方法。

不対神経節ブロック
脊髄の最末梢に位置する交感神経節をブロックする方法。会陰部の交感神経由来の痛みの緩和に用いられる。

陰嚢水腫・精索水瘤
精巣固有漿膜あるいは腹膜鞘状突起腔内に液体が貯留したもの。精巣周囲に液体が貯留したものを陰嚢水腫といい，精索に液体が貯留したものを精索水瘤という。

単純性尿路感染症
尿路に基礎疾患がない状態で発生する尿路感染症。

複雑性尿路感染症
尿路の解剖学的構造あるいは機能の異常を背景に尿流の障害などの基礎疾患がある場合や，感染防御機構が破綻した患者に生ずる尿路感染症。

バイオフィルム
微生物が自身の産生する粘液とともに作る膜状の集合体。多糖類・フィブロネクチン・ビトロネクチンなどから形成され，抗生物質やリンパ球の菌への接近を妨げ，難治性感染症の原因となる。

ウロゼプシス
尿路感染症により生じた敗血症。尿路カテーテル留置や尿管結石が原因であることが多い。

ミルキング
排液チューブの中に溜まった液体（血尿，血液，リンパ液など）は，放置しておくと凝固しチューブに付着して閉塞してしまうため，チューブを手で揉んだり専用のローラーなどを使い閉塞を予防する処置のこと。ミルキングの際にはチューブを屈曲させないように注意する。milking

紫色採尿バッグ症候群
尿道カテーテルを長期留置している患者にみられ，採尿バッグ（蓄尿バッグ）が紫色に染められる現象。尿中のインジカンが細菌によって色素になり，その色素が採尿バッグを染め上げる。purple urine bag syndrome

Fr.(フレンチ)
チューブ類の外径の直径を示すサイズ表示方法である。直径mm単位の3倍で表示される。18 Fr. サイズ＝（18÷3）＝直径6 mm

3way 尿道留置カテーテル
膀胱持続灌流のための特殊なカテーテル。生理食塩水の流入，流出およびバルーンを膨らませるための3つのチャンネルからなることで3wayと呼ぶ。

清潔間欠導尿法
尿道留置カテーテル法の代替として，患者自身もしくは介助者により間欠的に導尿を行う排尿管理の方法。clean intermittent catheterization（CIC）

性機能障害
性欲，性的興奮，性交，オルガズムのいずれか1つ以上欠けるか，もしくは不十分なもの。男性では，性的欲求（リビドー）の低下，勃起する能力やその状態を持続する能力の低下（勃起障害），射精の障害，オルガズムを得る能力の低下などが当てはまる。勃起障害は，英語では，erectile dysfunction（ED）と呼ばれる。女性では，性行為への関心が減り興奮が困難になること，オルガズムの障害，性行為に関する痛み・挿入障害などが当てはまり，female sexual dysfunction（FSD）と呼ばれる。

Minds
日本の診療ガイドラインセンター。日本国内で発行された診療ガイドラインを評価選定し，その書誌情報およびガイドライン本文をWebサイトにて公開している。Medical Information Network Distribution Service

PICO
患者の臨床問題や疑問点を整理する枠組み。Pはpatients（患者），problem（問題），population（対象者），Iはinterventions（介入），Cはcomparisons（比較対照），controls, comparators（対照），Oはoutcomes（アウトカム）を示す。timingとsettingが追加されることもある。

エビデンス総体
研究論文などのエビデンスを系統的な方法で収集し，採用されたエビデンスの全体を評価し統合したもの。介入とアウトカムの組み合わせごとにまとめられる。body of evidence

臨床疑問
臨床上の問題，課題。患者アウトカムを左右する意思決定のポイントに設定される。
clinical question（CQ）

デルファイ（Delphi）法
回答者グループに，あるテーマについて投票を実施し，その結果をフィードバックすることを数回繰り返すことで，回答者グループの意見を集約・収束させる技法。一部の意見に引きずられないようにするため無記名で行われる。

（田中良典）

【参考文献】
1）日本泌尿器科学会 編．泌尿器科用語集 改訂第4版，東京，金原出版，2011
2）福井次矢，山口直人 監．Minds診療ガイドライン作成の手引き2014，東京，医学書院，2014

II章　背景知識

1. 血　尿
2. 下部尿路症状
3. 上部尿路閉塞・腎後性腎不全
4. 膀胱部痛・膀胱けいれん
5. 陰部浮腫
6. 尿路感染症
7. 尿路カテーテル管理
8. 性機能障害

1 血尿

はじめに

　血尿とは尿に赤血球が混入した状態であり，腎・泌尿器系疾患の診断・治療のための重要な症候であるとされ，肉眼では確認できない顕微鏡的血尿と肉眼で赤色を呈する肉眼的血尿に分けることができる。顕微鏡的血尿の基準は，顕微鏡下で5 RBCs/400倍視野以上，あるいはフローサイトメトリー法では20 RBCs/μL以上とされる[1]。血尿と鑑別を要する尿の異常には血色素尿とミオグロビン尿があり，前者は主に血液疾患でみられ，発作性夜間血色素尿症や発作性寒冷血色素尿症がある。後者は横紋筋融解によりみられ，外傷や激しい長時間の運動などにより広範囲の筋組織が破壊された時に認められる。

　肉眼的血尿の場合には膀胱をはじめとする尿路内で凝血塊を形成し閉塞症状を引き起こすことがある（膀胱タンポナーデ）。膀胱内で凝血塊が尿の排出を妨げた場合，患者は非常に強い下腹部痛と苦痛を自覚する。このように，肉眼的血尿は患者やその家族に苦痛や不安をもたらす徴候であるので，アセスメントとマネジメントを要する。血尿を生じる原因は良性疾患から悪性疾患までさまざまであり，血尿の程度が疾患の軽重や進行度を必ずしも反映しない。肉眼的血尿は出血に伴うバイタルサインの変化や貧血の進行，膀胱タンポナーデなどの身体的苦痛もさることながら，患者やその家族に不安をもたらす症候であるので，メディカルスタッフ間で血尿の情報を共有する工夫や，患者家族の不安を軽減するために十分な説明が求められる[2]。

　がん患者における血尿の原因は多彩であり，尿路悪性腫瘍に伴う肉眼的血尿が代表例ではあるが，それ以外にも尿路外の悪性腫瘍の尿路浸潤も原因となりうる。さらに糸球体腎炎などの腎疾患や尿路結石症，尿路感染症，血管の異常など血尿の原因となりうる疾患には枚挙にいとまがない。疾患に伴うもの以外には，がん治療による血尿もよく知られている。後述するが，シクロホスファミドなどの抗がん剤が投与された症例で顕微鏡的血尿や肉眼的血尿を呈することが知られている。また，骨盤内の悪性腫瘍に対して放射線治療を受けた患者は，放射線性膀胱炎＊に伴う出血を認めることがある[3]。

＊：**放射線性膀胱炎**
放射線治療による膀胱の障害。膀胱粘膜の虚血に伴う血管内膜炎が進行性に生じ，粘膜に潰瘍が起こり出血する。

1. 症候

1 顕微鏡的血尿

　顕微鏡的血尿は肉眼的には判別できない顕微鏡下での赤血球の尿への混入であり，臨床的には直接患者の苦痛に結びつくことは少なく，問題にならないことが多い。しかし，がんの経過に伴い新たに血尿が認められた場合には，新たな病変が出現している可能性があり，原因の検索を検討する。しかし，あくまで患者の身体状況と検査の負担の両面から，どこまでの精査を行うべきかを判断する。尿沈渣では

赤血球を認めないが試験紙法で陽性の場合，ヘモグロビン尿やミオグロビン尿が原因として考えられる。

2 肉眼的血尿

　肉眼的血尿は，バイタルサインに変化を及ぼす可能性がある。緩徐な出血でも長期間持続すれば貧血が進行し，全身倦怠感や呼吸困難感が出現する可能性があり，患者の生活の質（QOL）を損なう。特に肉眼的血尿の場合は，貧血に伴う症状以外に尿路に凝血塊が形成されて尿の排出を妨げる結果，膀胱タンポナーデとなり，強い尿意と膀胱部の痛みが患者に多大な苦痛をもたらす。凝血塊による尿の通過障害が引き起こす閉塞症状は閉塞を起こした部位により異なる。尿管で生じた閉塞は閉塞部位よりも上方の腎盂の内圧を上昇させ，腎部疼痛として自覚される。したがって，出血部位と疼痛などの症状が出現する部位に必ずしも一致をみないことがある。

2. 病態生理

1 疾病に伴う血尿

1）悪性腫瘍
　膀胱がん，腎盂尿管がん，腎細胞がんや前立腺がんなどの泌尿器科がんはもちろんのこと，婦人科領域のがん，大腸がん，直腸がんなど骨盤に生じる悪性腫瘍，胃がんのダグラス窩転移が膀胱に浸潤し肉眼的血尿を呈することがある。

2）感染症
　尿路感染を発症すると細菌性の場合は血膿尿，ウイルス性の場合には血尿が主体となる。原疾患に伴う全身状態の悪化では複雑性尿路感染症＊を発症しうる。出血性膀胱炎は化学療法に伴う感染症で発症することがある（次ページの抗がん剤治療の項参照）。大腸菌やプロテウス・ミラビリス，カンジダも出血性膀胱炎を発症することがある。

＊：複雑性尿路感染症
尿路の解剖学的構造あるいは機能の異常を背景に尿流の障害などの基礎疾患がある場合や，感染防御機構が破綻した患者に生ずる尿路感染症。

3）結石症
　尿路結石症は肉眼的血尿を生じる疾患であり，長期の臥床などにより尿路結石を発症したり，主たる疾病に関係なく既往として存在する場合もある。アセスメントの際には患者の既往歴や生活歴なども聴取する必要がある。結石には尿酸結石などのX線透過性の高い結石もあり，腹部単純撮影においては描出されないことがある。このような結石の場合にはCTでの検索が有用であるが，超音波画像診断による検出も腎や膀胱の場合は可能である。

4）その他
　上記の原因とは別に全身性エリテマトーデスなどの自己免疫疾患により出血性膀胱炎が発症することもある。服薬中の抗凝固薬などの薬剤や全身状態の悪化に伴う出血傾向も血尿の原因となる。尿路に対する泌尿器科的介入で留置されたカテーテルやステントなどの異物も出血の原因になりうるほか，カテーテルの不用意な牽引による尿路の損傷にも留意が必要である。カテーテルについての患者や家族への指

導やケアを提供するスタッフによる工夫も重要である。

2 治療に伴う血尿

1）放射線性膀胱炎

　前立腺がんや子宮頸がんなどの骨盤内悪性腫瘍に対する放射線治療を受けた患者の15〜20％に放射線性膀胱炎を含む何らかの膀胱に関連した症状が生じるとされている[4]。出血性膀胱炎に限ると骨盤に対する照射後6〜10カ月以降に発生しうるとされ，子宮頸がんに対する照射では6.5％，前立腺がんに対する照射後では3〜5％に生じるとされている[5]。放射線による膀胱粘膜の障害は，膀胱粘膜の虚血に伴う顕微鏡的な血管内膜炎が進行性に生じることが原因で粘膜に潰瘍を生じ出血する。障害を受けた部位には血管新生が起こるが，これらの血管は脆弱で膀胱の拡張や粘膜刺激などで容易に出血を起こす。血尿は難治性でコントロールに苦慮する病態の一つである。

2）抗がん剤治療

　抗がん剤により出現する血尿のなかではシクロホスファミドとイホスファミドによるものの頻度が高い。シクロホスファミドの場合，造血幹細胞移植の前治療に投与する場合には，出血性膀胱炎などの泌尿器系障害の発現頻度が高くなるといわれ，メスナを使用せず本剤を用いた場合には約35％に出血性膀胱炎を発生したとの報告[6]や，幅があるものでは7〜68％に認められるとする報告[7]もある。また，シクロホスファミドによる血尿は造血幹細胞移植後の早期（2日以内）に発症することが多いが，晩発性の血尿はウイルス感染によるものが多く，国内ではアデノウイルス11型，世界的にはBKウイルスによるものが多いとされている[8]。投与されたシクロホスファミドは肝で分解され最終的に標的細胞の中で活性体の抗腫瘍効果をもつホスホラミドマスタードと抗腫瘍活性のないアクロレインに代謝される。イホスファミドも同様に代謝され，アクロレインを生じる[9]。このアクロレインが膀胱粘膜の浮腫と血管拡張と毛細血管の脆弱性をもたらし出血するとされている。通常，シクロホスファミド投与後の48時間以内に発症するとされている。シクロホスファミドが長期に投与された場合には，膀胱壁の線維化が進行し萎縮膀胱となることがある。

3. 評価と検査

1 尿検査

　尿検査は試験紙法と尿沈渣が一般的で，試験紙法による尿潜血反応はヘモグロビンと反応するperoxidase活性を利用したもので，（1＋）（ヘモグロビン0.06 mg/dL）以上が陽性とされる[10]。尿沈渣は採尿した尿をよく撹拌し10 mLほど遠心管に取り遠心力500 G（半径20 cmなら1,500 rpm）で5分間遠心沈殿する。上清を取り除き遠心管の底部に残った沈渣0.2 mLをピペットにて顕微鏡のスライドグラスに滴下し顕微鏡で観察する。5 RBCs/400倍視野以上を有意の血尿とする。また，無遠心で行うフローサイトメトリー法では，20 RBCs/μL以上を有意の血尿と診断する。

表　有害事象共通用語規準 v4.0 日本語訳 JCOG 版

grade 1	grade 2	grade 3	grade 4	grade 5
・症状がない ・臨床所見または検査所見のみ ・治療を要さない	・症状がある ・尿路カテーテル留置/膀胱洗浄を要する ・身の回り以外の日常生活動作の制限	・肉眼的血尿 ・輸血/薬剤の静脈内投与/入院を要する ・待機的な内視鏡的処置/IVR による処置/外科的処置を要する ・身の回りの日常生活動作の制限	・生命を脅かす ・緊急の IVR による処置または外科的処置を要する	死亡

〔有害事象共通用語規準 v4.0 日本語訳 JCOG 版，2015 より引用〕

2　血尿の重症度

Common Terminology Criteria for Adverse Events（CTCAE）Version 4.0 では血尿の重症度を表のように定義している。

出血性膀胱炎の肉眼的血尿の評価法として，軽度：継続する顕微鏡的血尿，中等度：排尿障害を伴う肉眼的血尿で凝血塊の存在は問わない，重度：凝血塊の排出を認め膀胱内の洗浄を要する痛みや外科的止血，または化学的な凝固療法を要する状態と定義しているもの[11]や，grade 1：二日間以上持続する顕微鏡的血尿，grade 2：凝血塊を伴わない肉眼的血尿，grade 3：凝血塊を伴う肉眼的血尿，grade 4：尿路の閉塞による腎機能の低下を伴う肉眼的血尿とした文献[12]もある。施設により血尿を観察し赤色の色調で情報を共有する取り組みがあるが，一定の評価方法はない。

3　内視鏡検査

下部尿路の出血を評価するための泌尿器科的な検査としては尿道膀胱鏡*が挙げられる。直接出血点を確認することが可能であるが，検査に伴う尿道の痛みと，検査時の羞恥心などの精神的な苦痛は大きく，適応は十分考慮する必要がある。内視鏡で出血点を確認できれば，内視鏡下の電気焼灼も考慮される。かつては硬性鏡が一般的ではあったが，最近では苦痛の少ない軟性鏡も普及している。

＊：尿道膀胱鏡
尿道から挿入する膀胱内視鏡。金属の筒を用いた硬性鏡や軟性ファイバースコープ，軟性電子スコープがある。

4　画像診断

血尿の原因となる疾患の検索において，広範囲に尿路を描出する方法としては CT が有効である。また，超音波画像診断は非侵襲的で簡便な方法で，尿管病変の描出には限りがあるが水腎症や腎結石，膀胱内の病変などは情報を得やすく有用である。出血性膀胱炎で凝血塊を伴う場合，膀胱内は多量の不均一な高エコーで満たされ尿とは異なる画像を呈する。また，膀胱結石の場合は音響陰影を伴う高エコーを認めるため鑑別は容易である。時に肉眼的血尿に伴う凝血塊で尿の通過障害が生じ上部尿路の拡張を呈することがあり，超音波検査や CT で確認することができる。上部尿路の結石でも肉眼的血尿は生じるため，併せて画像診断で検索することが望ましい。

4．治療

治療可能な原因が存在する場合はこれらを取り除くことを考慮すべきであるが，

メリットとデメリットを考慮して治療の決定を行う必要がある．内視鏡下での電気焼灼などの原因治療が困難な症例では，比較的薄い肉眼的血尿の場合，尿路の閉塞を来していなければ経過観察は可能であるが，長期にわたった場合には貧血の進行によりQOLの低下を来すことがある．血尿が高度になり尿路やカテーテルの閉塞を招く場合には，一般的には3 way尿道留置カテーテルを用いた生理食塩水による膀胱持続灌流が有効である．膀胱持続灌流は凝血塊による閉塞のリスクを軽減するが，凝血塊が多量に形成されるとカテーテル閉塞を来し下腹部痛を誘発するため，灌流速度を調節しつつ薄い血尿を維持することが肝要となる．

　感染による粘膜の荒廃は血管の破綻を招き，肉眼的血尿をもたらす．化学療法後のウイルス感染に伴う血尿のほかにも細菌感染症から肉眼的血尿を生じることがあり，感染が明らかで血尿の原因となっている場合は治療を試みるべきである．原因として結石が疑われた際には，結石の部位により手術方法や侵襲も異なるため専門家に相談することが望ましい．

1 薬物療法（膀胱内薬物投与）

1）ミョウバン

　ミョウバンはタンパク質を析出する働きから止血効果を発揮し，正常な尿路上皮粘膜に障害を与えずに毛細血管の透過性の低下と血管収縮を促すとされている．膀胱からの肉眼的血尿に対してミョウバンを1％の濃度で滅菌水に溶解し，250〜300 mL/hの速度で5 L持続膀胱滴下する[13]．60〜100％の効果が認められるとされているが，血尿の改善期間は3〜4日間と短く，ほぼ一週間で再度の加療が必要になるとされている．尿路上皮からの透過に伴う全身の毒性は低いとされているが，腎不全を伴う患者や小児では体内に吸収され高アルミニウム血症を引き起こす．小球性低色素性貧血や骨軟化症，認知症，脳障害，代謝性アシドーシスや凝固機能障害を生じたとの報告もある[14]．本邦では保険適用となる治療法ではない（P72, 臨床疑問1-1参照）．

2）硝酸銀

　出血性膀胱炎や特発性腎出血で使用されることがある．硝酸銀は膀胱内に注入されると化学的な凝固作用と出血点の痂皮化により止血効果を発揮するといわれている．使用法は0.5〜1.0％に調整した硝酸銀溶液を10〜20分間膀胱内に貯留させる．しかし，逆流による上部尿路の凝固による腎不全が報告されており，施行にあたっては上部尿路への逆流の有無を検索することが必要になる[9]．硝酸銀液は新生児膿漏眼の予防には保険適用があるが，血尿に対する膀胱内注入は保険適用外であり，医療従事者の慎重な判断と責任のもとに行われるべきである．

3）ホルマリン

　ホルマリンの膀胱への注入も古くから行われていた手法の一つで，迅速に膀胱粘膜を固定し出血を予防する効果がある．しかし，現在一般的に行われている対処方法ではなく，専門家に相談し実施を検討する必要がある．施行にあたっては膀胱に強い痛みを生じるために腰椎麻酔か全身麻酔を行う必要がある．また上部尿路への逆流のないことを確認するため膀胱造影は必須とされている．事前に内視鏡で凝血

塊を除去しておくことと出血している血管の凝固を行い，ホルマリン付着による障害を防ぐために露出した皮膚や会陰部を油性のジェルで保護する。その後に尿道カテーテルから1～2％に調整したホルマリンを15 cm水柱の圧で15分を限度に維持する。ホルマリンの濃度は1～10％まで使用されているが，約10～30％の例では1～2％の低濃度での反応が乏しく，4～10％の高濃度による注入療法が必要になることがあるとされている。この方法は有効ではあるが腎不全，膀胱の萎縮，後腹膜線維化症，失禁などの合併症が高濃度のホルマリンで生じるとの指摘もある[7]。血尿に対するホルマリンの使用は保険適用外であり，医療従事者の慎重な判断と責任のもとに行われるべきである。

2 非薬物療法

1）放射線治療

進行した膀胱がんでは放射線治療による出血のコントロールを行う場合がある。浸潤性膀胱がんにおける血尿，下部尿路刺激症状，上部尿路の閉塞，骨盤の疼痛に対する放射線治療は，通常は1回2 Gyで，15～25回，合計30～50 Gyが照射されている[15]。Koulouliasらは，筋層浸潤性膀胱がんに対して，週1回6 Gy，6週連続で，合計36 Gyを照射し，効果と副作用を検討した。血尿は治療前には58例中50例に認められていたが，放射線治療後は58例中3例と血尿を呈する症例は有意に減少した。副作用はGrade 2までの消化器症状や尿路の刺激症状であったとしている（P72，臨床疑問1-2参照）[16]。

2）塞栓療法

膀胱や腎からの出血の場合，膀胱の支配動脈や腎動脈の塞栓療法を行う場合がある。進行した膀胱がんや出血性膀胱炎に対して一般的に行われている3 way尿道留置カテーテルを用いた膀胱持続灌流で改善しなかった場合，多くの報告では血管造影下に塞栓術を行うが血流遮断を目的に支配血管を結紮することも報告されている。膀胱の出血に対して選択的塞栓療法を行った際，Liguoriら[17]やEl-Assmyら[18]の報告では内腸骨動脈の血流を遮断する方法で，82％の患者が平均10.5カ月肉眼的血尿を抑制することができ，合併症は塞栓術後症候群（発熱27％，臀部痛14％，嘔気2％）であったとしている。塞栓物質には金属製コイル，非吸収性のポリビニルアルコール微粒子やアルコールなどが使用される。その他の報告では塞栓療法の効果は90％程度とされ，合併症として間欠跛行が一時的に観察されると報告されている（P72，臨床疑問1-2参照）[19]。

3）手術療法

原因となっている腫瘍性病変や出血点に対して内視鏡手術による止血〔経尿道的腫瘍切除術，電気凝固術（TURBT，TUC）〕の適応を泌尿器科医の専門的判断のもとに行う。内視鏡手術によっても血尿の制御ができない症例では，膀胱全摘が行われる場合もあるが報告は少ない。肉眼的血尿の際に認められる膀胱タンポナーデが時に療養を困難にすることがあり，尿路変向を検討することがある。しかしZebicらによると，手術に伴う侵襲も大きく長期入院を余儀なくされることや，致死的な合併症も生じるために適応は慎重に判断されるべきである[20]。尿路変向の方法は腎

*1：腎ろう
腎盂から腎実質，筋肉，体表を貫通し体外にいたる人工的なろう孔。多くは超音波ガイド下に経皮的に形成される。腎盂・腎杯に溜まった尿をカテーテルを通して体外に導く方法。

*2：尿管皮膚ろう
切断した尿管を直接腹壁，皮膚を貫いて皮膚に吻合し，尿を体外に排出する方法。蓄尿の袋を皮膚に貼り付ける必要がある。

*3：回腸導管
遊離した回腸の一部に尿管を吻合し，回腸の蠕動を利用して臍の右側に作成した排泄口（ストーマ）から尿を体外に排出させる方法。蓄尿の袋を皮膚に貼り付ける必要がある。

ろう*1，尿管皮膚ろう*2，回腸導管*3，尿管S状結腸吻合術，膀胱皮膚ろうなどがあり，膀胱タンポナーデによる苦痛を取り除くことが主な目的であるが，尿に含まれるウロキナーゼの曝露を減少させ止血を促すことも目的とされている[21]。悪性疾患による尿路閉塞に対しての尿路変向の報告は多数認められるが，肉眼的血尿のマネジメントを目的とした尿路変向の報告は少ない（P72，臨床疑問1-3参照）。

4）高気圧酸素療法

放射線性出血性膀胱炎に対して行われている治療法で，施設の面でも制約の多い治療法である。種々の報告があるが2〜2.5気圧の純酸素による加療を週5〜7回，一回につき90分の加療が行われる[14]。効果は報告により差があるが，75〜89％の患者に改善効果を認めている。高気圧酸素療法では大気圧では生じない血管新生が放射線治療後の組織に生じる。これは急激な酸素濃度の上昇に呼応したマクロファージに媒介されたことによるとされている[5]。また一部の報告ではシクロホスファミドによる出血性膀胱炎に効果があったとする報告も散見される[3,22]。

まとめ

血尿は患者・家族を滅入らせる症状であり，膀胱タンポナーデを引き起こすと出血による症状のみならず多大な苦痛を生じる。そのような厄介な血尿は医療者にとっても悩ましく対策に苦慮する。文献上も進行がん患者の血尿についての報告は少なく根拠としては質の高くないものばかりである。今後，進行がん患者の血尿についてのさらなる研究が望まれる。

（三浦剛史，蜂矢隆彦）

【文献】

1) 血尿診断ガイドライン検討委員会．血尿診断ガイドライン．日泌会誌 2006；97: np1, 1-3, 5-35
2) 日本緩和医療学会．専門家をめざす人のための緩和医療学，東京，南江堂，2014：pp196-200
3) Ajith Kumar S, Prasanth P, Tripathi K, et al. Hyperbaric oxygen-A new horizon in treating cyclophosphamide-induced hemorrhagic cystitis. Indian J Urol 2011；27: 272-3
4) Del Pizzo JJ, Chew BH, Jacobs SC, et al. Treatment of radiation induced hemorrhagic cystitis with hyperbaric oxygen: long-term followup. J Urol 1998；160: 731-3
5) Corman JM, McClure D, Pritchett R, et al. Treatment of radiation induced hemorrhagic cystitis with hyperbaric oxygen. J Urol 2003；169: 2200-2
6) Chang TK, Weber GF, Crespi CL, et al. Differential activation of cyclophosphamide and ifosphamide by cytochromes P-450 2B and 3A in human liver microsomes. Cancer Res 1993；53: 5629-37
7) Ghahestani SM, Shakhssalim N. Palliative treatment of intractable hematuria in context of advanced bladder cancer: a systematic review. Urol J 2009；6: 149-56
8) Asano Y, Kanda Y, Ogawa N, et al. Male predominance among Japanese adult patients with late-onset hemorrhagic cystitis after hematopoietic stem cell transplantation. Bone Marrow Transplant 2003；32: 1175-9
9) 厚生労働省．重篤副作用疾患別対応マニュアル 出血性膀胱炎，2011 http://www.mhlw.go.jp/topics/2006/11/dl/tp1122-1n05.pdf
10) 血尿診断ガイドライン編集委員会 編．血尿診断ガイドライン 2013，東京，ライフサイエンス出版，2013
11) Sencer SF, Haake RJ, Weisdorf DJ. Hemorrhagic cystitis after bone marrow transplantation.

Risk factors and complications. Transplantation 1993; 56: 875-9
12) Vela-Ojeda J, Tripp-Villanueva F, Sanchez-Cortés E, et al. Intravesical rhGM-CSF for the treatment of late onset hemorrhagic cystitis after bone marrow transplant. Bone Marrow Transplant 1999; 24: 1307-10
13) Abt D, Bywater M, Engeler DS, et al. Therapeutic options for intractable hematuria in advanced bladder cancer. Int J Urol 2013; 20: 651-60
14) Manikandan R, Kumar S, Dorairajan LN. Hemorrhagic cystitis: A challenge to the urologist. Indian J Urol 2010; 26: 159-66
15) Petrovich Z, Jozsef G, Brady LW. Radiotherapy for carcinoma of the bladder: a review. Am J Clin Oncol 2001; 24: 1-9
16) Kouloulias V, Tolia M, Kolliarakis N, et al. Evaluation of acute toxicity and symptoms palliation in a hypofractionated weekly schedule of external radiotherapy for elderly patients with muscular invasive bladder cancer. Int Braz J Urol 2013; 39: 77-82
17) Liguori G, Amodeo A, Mucelli FP, et al. Intractable haematuria: long-term results after selective embolization of the internal iliac arteries. BJU Int 2010; 106: 500-3.
18) El-Assmy A, Mohsen T. Internal iliac artery embolization for the control of severe bladder hemorrhage secondary to carcinoma: long-term follow-up. ScientificWorldJournal 2007; 7: 1567-74
19) Han Y, Wu D, Sun A, et al. Selective embolization of the internal iliac arteries for the treatment of severe hemorrhagic cystitis following hematopoietic SCT. Bone Marrow Transplant 2008; 41: 881-6
20) Zebic N, Weinknecht S, Kroepfl D. Radical cystectomy in patients aged ＞ or ＝ 75 years: an updated review of patients treated with curative and palliative intent. BJU Int 2005; 95: 1211-4
21) Ritch CR, Poon SA, Sulis ML, et al. Cutaneous vesicostomy for palliative management of hemorrhagic cystitis and urinary clot retention. Urology 2010; 76: 166-8
22) Jou YC, Lien FC, Cheng MC, et al. Hyperbaric oxygen therapy for cyclophosphamide-induced intractable refractory hemorrhagic cystitis in a systemic lupus erythematosus patient. J Chin Med Assoc 2008; 71: 218-20

2 下部尿路症状

はじめに

　広く排尿に関係する症状を表す専門用語として「下部尿路症状（lower urinary tract symptoms；LUTS）」という用語が用いられる。このなかには患者の訴えとして「尿が出にくい，排尿困難」と「尿が出過ぎる，尿が近い，頻尿[*1]」という正反対の症状が含まれ，さらに排尿時の疼痛や違和感などの多種多様な随伴する自覚症状がある。一方，排尿機能に障害があっても無症状の場合もあり，たとえば残尿増大などでは症状に乏しい状況も起こりうる。このように一口に「排尿障害」と言っても多岐にわたる病態を含んでいるが，本ガイドラインは「泌尿器症状ガイドライン」であるので，「下部尿路症状」として定義される，尿の貯留や排出に関する患者にとって不快な症状を中心に解説する。このうち排尿時の痛みについては膀胱部痛や尿路感染の項で述べることとし，本項では下部尿路症状のなかで頻度の高いと考えられる①「尿が出しにくい，出ない（排尿症状：尿排出症状・尿閉[*2]）」，②「尿が近い，尿が漏れる（蓄尿症状：頻尿・尿失禁[*3]）」について，それぞれの背景知識を記述することとした。

　まず，排尿に関する症状である下部尿路症状についての一般的な背景知識を解説し，そのなかから①，②についてがんの終末期における適切な診断，治療について解説する。エビデンスに基づく解説とするために網羅的検索により「排尿困難」，「排尿症状」，「頻尿」，「尿失禁」，「下部尿路症状」，「終末期医療」，「緩和医療」などをキーワードとして掛け合わせたが，「悪性腫瘍」や「がん」，と限定すると無作為化比較試験などのエビデンスレベルの高い研究の文献は残念ながら存在しない。そこで，本項はCampbell-Walsh Urology（泌尿器科の代表的な教科書）[1]，日本排尿機能学会編「男性下部尿路症状診療ガイドライン」[2]，「女性下部尿路症状診療ガイドライン」[3]，「過活動膀胱診療ガイドライン」[4]から多くの部分を参照し，一般的な下部尿路症状の治療について概説する。さらにそのなかでがん終末期に多く出現すると考えられる病状とその治療について，専門医の意見や後ろ向き症例集積研究のデータから紹介する。

1. メカニズム，病態生理[1-4]

　排尿機能は，膀胱に尿を溜める蓄尿相と尿を排出する排尿相の2段階から構成される。蓄尿相において正常の排尿機能では膀胱内圧は低圧に保たれ，蓄尿量の増加とともに適度な尿意を感じる。膀胱排出路は安静時において閉鎖され，腹圧がかかっても閉鎖が保たれる。また，膀胱の無意識の収縮が起きることはない。排尿相においては，膀胱平滑筋の適度な収縮と尿道平滑筋および横紋筋の弛緩が協調して起こる。これらの機能は大脳から脊髄に至る排尿神経中枢によって調整されている（図1）[5]。

[*1]：頻尿
排尿回数が多すぎるという患者の愁訴。日中の排尿回数が8回以上あれば頻尿と考えてよい。

[*2]：尿閉
膀胱は尿で充満しているが，排尿できない状態。

[*3]：尿失禁
尿が不随意に漏れることをいう。原因により，切迫性，腹圧性，混合性，溢流性，機能性，真性に分類される。

図1　排尿に関する神経支配

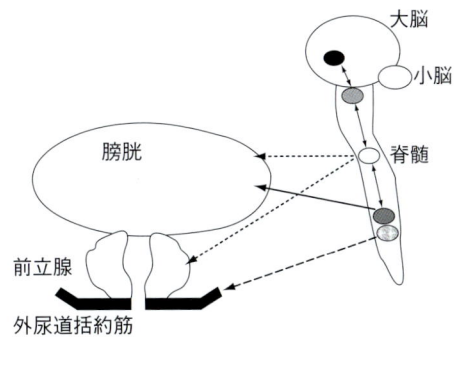

〔吉田修，東間紘，村井勝　編. 泌尿器疾患の最新医療，先端医療技術研究所，2003; p179[5]より引用〕

　これらの一連の排尿機能に何らかの異常を来して起きる症状を下部尿路症状と呼ぶが，下部尿路症状は多彩で，以下のように分類される。

1 排尿症状

　排尿相にみられる症状で，以下の症状に分類される。同様の意味で「排尿困難」が使われることがある〔本項の3.診断と治療①排尿症状（尿排出症状・尿閉）参照〕。
・尿勢低下：尿の勢いが以前より悪い，他人より悪い。
・尿線分割，尿線散乱：尿線が排尿中に飛び散る。
・排尿遅延：排尿開始までに時間がかかる。
・腹圧排尿：排尿の開始，維持に力を要する。
・終末滴下：排尿の終了時に尿流が低下し滴下する，いわゆる切れが悪い状態。

2 蓄尿症状

　蓄尿相にみられる，昼間頻尿，夜間頻尿，尿意切迫感，尿失禁，膀胱知覚異常（尿意の亢進，減弱）が含まれる〔本項の3.診断と治療②蓄尿症状（頻尿・尿失禁）参照〕。

3 排尿後症状

・残尿感：排尿後も尿意を感じ続ける。不快な症状が残る。
・排尿後尿滴下：排尿直後に付随的に尿が出てきて滴下する。

4 その他の症状

・膀胱部痛症候群：膀胱充満に関連する痛み（P41，Ⅱ-4 膀胱部痛・膀胱けいれんの項参照）。
・過活動膀胱：尿意切迫感を伴う，頻尿・夜間頻尿。感染や他の明らかな病的状態

を認めないもの。切迫性尿失禁[*1]を伴うこともある。
・膀胱出口閉塞（bladder outlet obstruction；BOO）：男性が主として訴える排尿症状であり，膀胱出口閉塞以外に感染など明らかな病的状態が認められないもの。

2. 評価，身体所見と検査

下部尿路症状の評価には自覚症状の聴取に基づく主観的な評価と，排尿機能に関する客観的な評価が必要である。症状は下部尿路症状（LUTS）として前記したが，排尿に関する各種症状およびQOL質問表を用いると適切に評価可能である。代表的なものとして国際前立腺症状スコア（IPSS）とQOLスコア，過活動膀胱症状スコア（OABSS），キング健康質問表（KHQ）などがあり，詳しくは男性および女性下部尿路症状診療ガイドライン[2,3)]，過活動膀胱診療ガイドライン[4)]を参照願いたい。

客観的評価として重要な項目を以下に述べる。

1 排尿記録

排尿時刻と排尿量の記録。日本排尿機能学会では3種類の様式をホームページ[6)]上に公開しており，同サイトの「ガイドライン，自主研究」内の排尿日誌作成委員会の項に掲載されている。登録すれば医療関係者は参照可能である。

このなかで代表的なものは排尿日誌で，3日間の記録が望ましいとされているが，1日の記録でも有用な情報が得られることが多い。これは，排尿の回数，量，尿失禁の回数，量，などを記録，評価するもので，自作の簡便なメモでも十分役に立つ。例えば頻尿の患者では，一回排尿量が少ないための頻尿か，あるいは一日尿量が多過ぎるための頻尿なのかが鑑別可能となり，正しい治療へ導くことができる。

2 身体所見

腹部，外陰部の観察のほか，仙髄領域に関する神経学的検査を行う。下腹部の膨隆は尿閉を疑う所見である。男性では直腸診により前立腺の評価が可能である。前立腺肥大やがんを疑う場合は専門医に相談することが望ましい。圧痛を伴う前立腺の腫大は前立腺炎を疑うことができる。女性では外陰部診察で萎縮性膣炎，性器脱，骨盤底圧痛などを確認する。神経学的には肛門括約筋緊張，会陰から下肢の知覚，反射を評価する。

3 尿検査

尿検査により悪性腫瘍，尿路感染症などを推定することができる。肉眼的血尿[*2]は，尿路悪性腫瘍，尿路結石，尿路感染などを疑い，可能ならば尿細胞診を追加し，異常があれば専門医へ相談する。膿尿は尿路感染を疑うが，発熱や疼痛などの自覚症状のない不顕性感染であればがんの終末期に治療する意義は少ないと考えられる（P50，Ⅱ-6 尿路感染症の項参照）。

4 血液検査

尿量減少がみられた場合，腎機能障害により尿が作られない状態（＝無尿[*3]）となっている場合があり，膀胱から尿が出せない状態（＝尿閉）との鑑別には腎機能

[*1]：切迫性尿失禁
尿意切迫感と同時または直後に不随意に尿が漏れること。

[*2]：血 尿
尿中に赤血球が混入した状態。肉眼で確認できる場合を肉眼的血尿，肉眼では判別できない場合を顕微鏡的血尿という。

[*3]：無 尿
1日の尿量が50〜100 mL以下の場合。膀胱に尿の貯留がない。

図2 残尿測定

横断面

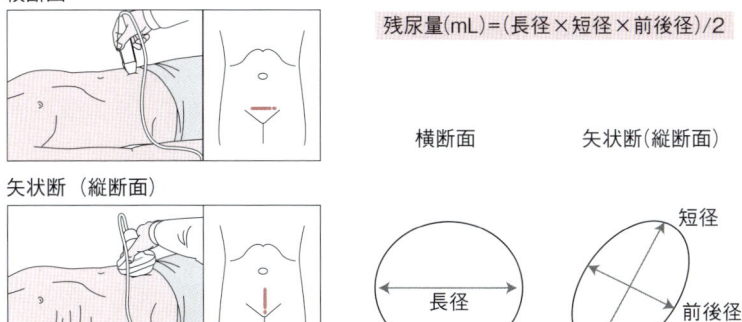

残尿量(mL)＝(長径×短径×前後径)/2

矢状断（縦断面）

横断面　　　矢状断(縦断面)

長径

短径
前後径

〔日本排尿機能学会 過活動膀胱ガイドライン作成委員会 編．過活動膀胱診療ガイドライン第2版，リッチヒルメディカル，2015; p15[4]より引用改変〕

図3 排尿症状の診療アルゴリズム

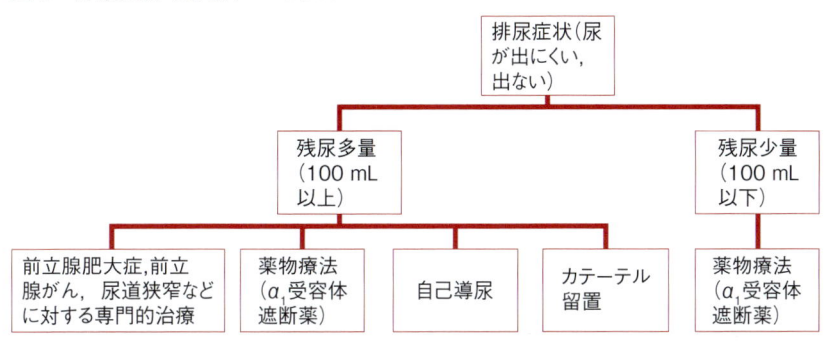

```
          排尿症状(尿
          が出にくい，
          出ない)
         ┌────┴────┐
    残尿多量          残尿少量
    (100 mL           (100 mL
    以上)             以下)
 ┌────┬────┬────┐       │
前立腺肥大症，前立  薬物療法   自己導尿  カテーテル   薬物療法
腺がん，尿道狭窄など (α₁受容体            留置      (α₁受容体
に対する専門的治療   遮断薬)                        遮断薬)
```

評価が有用な場合がある（次項の「残尿測定」参照）。

男性患者で排尿症状が強い場合，前立腺がんの鑑別のために血液中の前立腺特異抗原（PSA）測定が有用であり，異常値の場合は専門医に相談する必要がある．しかし，他のがんの終末期の患者であればあえて検査する意義は少ないと考えられる．

5 残尿測定

排尿直後の膀胱の尿量を測定することで，排尿障害の程度の評価や無尿と尿閉の鑑別が可能となる．さらに頻尿や尿失禁の原因が，尿を出せないこと（排出障害）なのか，尿が溜められないこと（蓄尿障害）なのかについても鑑別可能であり，治療選択のうえで重要な検査といえる．残尿は導尿によって正確に測定可能であるが，超音波検査でもより低侵襲に測定可能で，膀胱を2方向でスキャンし，長径×短径×前後径÷2で概算することができる（図2）．一般には排尿直後の50 mL以上の残尿は専門的治療が必要と考えられるが，がん終末期においていくつまでの残尿を問題とすべきかは一定のコンセンサスが得られていない．およそ100 mL以上で対応を検討することを勧めるが（図3のアルゴリズム参照），頻尿や残尿感などの不快な症状がなく，腎機能障害，尿路感染などの誘引となっていなければ，残尿量が多くても経過観察してよい場合も多いと考えられる．

6 尿流動態検査

　尿排出の勢いの評価をする尿流測定や，排尿中の膀胱内圧を測定する検査。下部尿路症状の診療では診断，治療効果判定などに有用であるが，専用の機器が必要であり，終末期がん患者であえて行う意義は少ないと考えられる。

7 膀胱鏡検査

　膀胱がん，前立腺がん，前立腺肥大症，膀胱結石，直腸や婦人科がんの浸潤などの鑑別，評価が可能である。軽度の痛みや羞恥心を伴う検査であり，適応は専門医の判断に委ねられる。

8 超音波検査

　低侵襲に残尿測定が行え，膀胱鏡による評価をある程度代用することも可能である。水腎症など上部尿路の評価も可能であり有用性は高く，専門医でなくても簡便に使用しうる。

3. 診断と治療

　以下，排尿症状（尿排出症状・尿閉）と蓄尿症状（頻尿・尿失禁）に分けて解説する。

1 排尿症状（尿排出症状・尿閉）

1）関連した専門用語
（1）尿閉（urinary retention）

　膀胱内の尿を全く排出できないか，排出するのが極めて困難な状態を意味し，多量の残尿（300 mL 以上が目安）が常時ある状態。急に排尿できなくなり切迫尿意や膀胱下腹部痛を伴う急性尿閉と，自排尿はあるが自覚症状がないままに徐々に残尿が増え，下腹部が膨満し以下に示す溢流性尿失禁を伴う慢性尿閉の2つのタイプに大別される。

（2）溢流性尿失禁（overflow incontinence）

　自覚症状の乏しい慢性尿閉で徐々に残尿が増え，膀胱内圧が上昇しついには尿道閉鎖圧を超えて尿があふれ出て失禁する状態。

2）病態と疾患

　排尿症状は原因が多彩で診断が特定できない場合も少なくない。しかし病態が判明すれば特異的な治療の有効性が高く，がん患者のQOLを改善しうる場合も多い。排尿症状の原因となりうる疾患，病態を以下に示した。原因を正しく特定するためには泌尿器科専門医の受診がより良いが，がん終末期ではそれもかなわないことが多い。がん終末期に特に関連性の高いと考えられる疾患を**太字**で示したので，それらを念頭に診断すれば，専門医以外でも患者にとって有用な治療が可能であると考えられる。特に薬剤性の排尿症状は休薬が可能であればそれだけで改善しうるのでまず検討すべきであろう。

表1 排尿症状や尿閉を起こす可能性のある薬剤

一般的に使用される薬剤	がん患者で頻用される薬剤
筋弛緩薬 ビンカアルカロイド系薬剤 消化性潰瘍薬 抗不整脈薬 抗アレルギー薬 抗パーキンソン薬 抗めまい，メニエール病薬 中枢性筋弛緩薬 総合感冒薬 低血圧治療薬 抗肥満薬	オピオイド 頻尿，尿失禁，過活動膀胱治療薬 向精神薬 抗不安薬 三環系抗うつ薬 気管支拡張薬，鎮咳薬 鎮痙薬

(1) 下部尿路（膀胱，前立腺，尿道）の疾患
・前立腺の疾患：前立腺肥大症，**前立腺炎**，**前立腺がん**
・膀胱の疾患：**膀胱炎**，間質性膀胱炎*，**膀胱がん**，膀胱結石，膀胱憩室，過活動膀胱
・尿道の疾患：尿道炎，尿道狭窄，尿道憩室

(2) 尿路周囲の疾患
直腸がん，**婦人科がんの尿路への圧迫**，**浸潤**

(3) 神経系の疾患
・脳の疾患：脳血管障害，認知症，パーキンソン病，多系統萎縮症，**脳腫瘍**
・脊髄の疾患：脊髄損傷，多発性硬化症，**脊髄腫瘍**，脊椎変性疾患，脊髄血管障害，二分脊椎
・末梢神経の疾患：糖尿病，**骨盤内手術後**
・その他：加齢，自律神経系の活動亢進

(4) その他の疾患
・**薬剤性**，心因性

排尿症状や尿閉を起こす可能性のある薬剤を**表1**に列記する。このうち，がん患者に特に使用される可能性が高い薬剤を右枠に示す。

＊：間質性膀胱炎
頻尿・尿意亢進・尿意切迫感・膀胱痛・骨盤痛などの症状症候群を呈する，原因不明で難治性の疾患。

3）治療

一般に排尿症状を呈する患者の治療にあたっては，上記の検査に基づき，その原因が器質的疾患（前立腺肥大症など）なのか，機能的障害（神経障害など）なのかを明らかにし，それぞれに対応した治療が求められる。特に器質的疾患に関しては手術を含めて泌尿器科専門医の対応が必要な場合も多いが，がんの終末期においては非侵襲的治療が中心になると考えられ，ここでは専門医以外でも対応可能な薬物療法やカテーテル留置などの保存的治療について解説する。

(1) 薬物療法
排尿症状は，前立腺があり尿道が長い男性により多くみられる。よって治療の多くは前立腺肥大症に対する治療のエビデンスに基づいており，保険適用も前立腺肥大症に対するものがほとんどである。しかし経験的に，がん終末期の排尿症状においても有効性を示すことが多く，試みる価値があると考えられる。

表2　男性の排尿症状に推奨される薬物療法

分類	一般名	用法・用量
α₁受容体遮断薬	プラゾシン	1～6 mg/日（分2～3）
	テラゾシン	1～2 mg/日（分2）
	ウラピジル	30～90 mg/日（分2）
	タムスロシン	0.1～0.2 mg/日（分1）
	ナフトピジル	25～75 mg/日（分1）
	シロドシン	4～8 mg/日（分2）
抗アンドロゲン薬	クロルマジノン	50 mg/日（分2）
	アリルエストレノール	50 mg/日（分2）
	デュタステリド	0.5 mg/日（分1）
アミノ酸製剤	パラプロスト®	6カプセル/日（分3）
植物製剤	エビプロスタット®	6錠/日（分3）
	セルニルトン®	6錠/日（分3）

太字：行うことを強く推奨
〔日本排尿機能学会 男性下部尿路症状診療ガイドライン作成委員会 編．男性下部尿路症状診療ガイドライン，ブラックウェルパブリッシング，2008；pp58-9[2]より引用改変〕

表3　女性の排尿症状に推奨される薬物療法

分類	一般名	用法・用量
α₁受容体遮断薬	ウラピジル	30～90 mg/日（分2）
コリン作動薬	ベタネコール	30～50 mg/日（分3～4）
	ジスチグミン	5 mg/日（分1）

〔日本排尿機能学会 女性下部尿路症状診療ガイドライン作成委員会 編．女性下部尿路症状診療ガイドライン，リッチヒルメディカル，2013；p134[3]より引用改変〕

　そこでまず男性下部尿路症状診療ガイドライン[2]において排尿症状に関する薬物療法で推奨されている薬物を掲載する（表2）。これらの薬剤のうち，泌尿器科以外の医師の使用を想定して「行うよう強く勧められる」ものは，テラゾシン，ウラピジル，タムスロシン，ナフトピジル，「行うよう勧められる」のはシロドシンであり，他は「行ってもよい」，という推奨レベルになっている。

　一方，女性の排尿症状に対する治療薬は頻度が少ないこともあり限られているが，女性下部尿路症状診療ガイドライン[3]で推奨され，保険適用のある薬物を示す（表3）。コリン作動薬はコリン作動性クリーゼに注意が必要で，専門医による処方が望ましいとされる。ウラピジルはまず試みてよい薬であると思われるが，降圧薬でもあり血圧低下に留意が必要である。

(2) 保存的治療

　生活指導が前立腺肥大症の排尿症状を改善した，という報告がある[7]。その他，専門家の意見や症例集積研究で生活指導が排尿症状を改善した，という報告があり，これらは終末期の排尿症状の改善にも役立つ可能性があるのでここに記載する[8-10]。

[生活指導内容]
①安心につながる丁寧な説明
・膀胱，前立腺，下部尿路症状について説明する
・尿路に直接影響を及ぼすがん（前立腺がん，膀胱がん，直腸がん，婦人科がんなど）が原因でなければ，悪い病気ではないことを説明する
・排尿に影響する薬物に関する情報提供
②水分摂取に関して
・過度の飲水の制限（2L/日以上摂取しているならば）
・コーヒー，アルコール摂取制限（特に夕食後は控える）
③排尿，トイレに関して
・膀胱訓練*，促し排尿，2回排尿，排尿終末時の搾り出し
④その他
・刺激性食品の制限
・便通の調節（便秘に対して）
・適度な運動
・骨盤底筋体操
・過度の冷えを避ける

＊：膀胱訓練
尿意が起きても5～10分間我慢してから排尿することで定時排尿，排尿間隔の延長を図るもの。

（3）カテーテルによる治療

　排尿症状のうち，急性，慢性の尿閉の場合，尿道カテーテル留置，または清潔間欠自己導尿法で対応することが求められる。一般的には長期カテーテル留置よりも自己導尿のほうが有意に症候性尿路感染は少ないとされているが，がんの終末期で自己導尿が困難な状況で，予後が限られている場合にはカテーテル留置での対応も妥当性があると考えられる（P58，Ⅱ-7 尿路カテーテル管理の項参照）。

（4）薬剤性排尿症状に対する治療

　病態の項で原因薬剤について紹介したが，投薬中止可能ならば中止により改善が得られるかどうかで原因となっているか判断し，その場合は他薬に変更可能か検討することが有効と考えられる。これらの薬剤のうちがん患者に対して特に使用頻度の高いと考えられるオピオイドによる排尿症状について解説する。

　Yuらは1,823例のオキシコドン（オキシコンチン®）市販後調査の結果を報告した[11]。投与開始後8週間の観察期間で2.1％の症例に何らかの排尿症状発現を認めオキシコンチンの副作用が疑われたが，これに対する治療についての言及はなかった。一方，Mercadanteらはがん疼痛を有する患者における排尿症状について解析し，オピオイド投与中の患者の約15％に排尿症状が生じていると報告している[12]。しかしオピオイド使用そのものは排尿症状の有意な因子ではなく，骨盤内手術の既往，男性などに加え，オピオイドスイッチングが排尿症状出現の有意な因子となっている。これは排尿症状が複雑な要因で起きうること，オピオイドスイッチングはより強い鎮痛を目的としている場合が多く，そのために排尿症状をはじめとした新たな副作用が出現するのではないか，と考察されている。

　以上より，オピオイドの副作用としての排尿症状は2％前後の少数例で起こりうるが，それに対する治療の有効性を評価したエビデンスは存在しない。オピオイドの中止は症状緩和の点から適切とは考えにくく，また，オピオイドスイッチングが有効であるというエビデンスは存在しない。$α_1$受容体遮断薬などの排尿障害に効果

のある薬物を使用しつつ，尿閉に対しては自己導尿やカテーテル留置により管理することが，一般的には推奨されるだろう。

(5) 手術療法

尿道狭窄に対してはブジーや拡張術，男性での前立腺肥大や前立腺がんによる排尿困難に対しては内視鏡切除やレーザー治療などが一般には適用され，がん患者であっても全身状態が良好であれば適用しうる。子宮がんや直腸がんなどの圧迫，浸潤による排尿症状に対して主科と泌尿器科が連携した手術治療が有効な場合もあるが，進行がん，終末期がんでは適用は限られると考えられる。これらに関しては専門医へ適用について相談すべきである（P77，臨床疑問2参照）。

図4 それぞれの蓄尿症状の関係

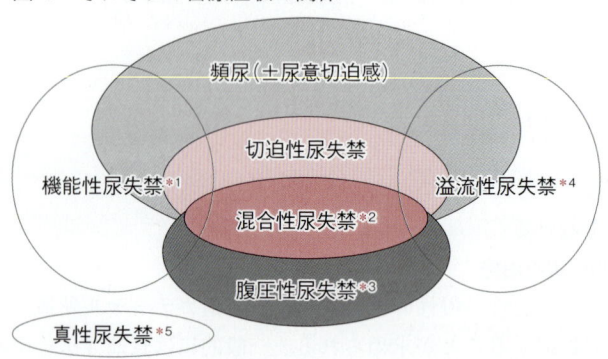

〔日本排尿機能学会 過活動膀胱診療ガイドライン作成委員会 編．過活動膀胱診療ガイドライン第2版，リッチヒルメディカル，2015；p8[4]）より引用改変〕

---

*1：**機能性尿失禁**
認知機能低下や身体運動低下のためトイレ以外の場所で排尿してしまう状態。

*2：**混合性尿失禁**
切迫性と腹圧性の両者の尿失禁を有するもの。

*3：**腹圧性尿失禁**
運動や咳，くしゃみなどの際に不随意に尿が漏れること。

*4：**溢流性尿失禁**
尿排出障害のため膀胱内に顕著な残尿があり，常に膀胱が充満した状態にあるため，膀胱内の尿があふれて少しずつ漏れる状態。

*5：**真性尿失禁**
生来の解剖学的異常のために尿が膣などから常時漏れる状態。

---

2 蓄尿症状（頻尿・尿失禁）

1）関連した専門用語

頻尿は排尿回数が多すぎるという患者の愁訴であり，具体的な尿回数としては通常「日中8回以上，夜間1回以上の排尿」とされるが，睡眠時間，水分摂取量，合併疾患（心疾患，腎疾患など）などの影響を大きく受ける。

尿失禁は不随意に尿が漏れる状態で，国際尿禁制学会においては「社会的，衛生的に問題となるような客観的な漏れを認める状態」とされている。蓄尿症状，尿失禁のタイプについてはⅠ-4 用語の定義と概念を参照されたい（P9）。頻尿，尿失禁の関係を図4に示す。

女性の尿意のない尿失禁は膀胱膣ろう（真性尿失禁）を鑑別診断する必要がある。

2）病態と疾患

頻尿，尿意切迫感，切迫性尿失禁は同じ線上にある病態と考えられる。がん患者の頻尿・切迫性尿失禁の原因は以下のように多彩である。

・がんの進行に伴う易感染性病態による膀胱炎などの下部尿路感染症は第一に確認すべき原因疾患である。
・身体運動能力の低下による，従前よりあった排尿症状の顕在化，悪化。
・膀胱・前立腺がんなどの下部尿路浸潤による機械的刺激，骨盤内腫瘍圧迫による

機械的刺激，仙骨神経叢障害など神経系への浸潤，尿路出血に伴う膀胱タンポナーデなどが考えられる。がんによる高カルシウム血症は多尿[*1]を発生することがある。
- がんに対する放射線治療による放射線性膀胱炎，シクロホスファミドなどによる薬剤性膀胱炎が知られている。
- 適時にトイレ排尿ができない。すなわち全身衰弱でトイレに行けない，無関心（抑うつ，落胆），自覚欠如（錯乱，傾眠），せん妄やアカシジア[*2]，がんに対する不安などは頻尿・尿失禁の要因となる。
- その他，各種症状緩和治療薬など併用薬による頻尿・尿失禁を確認する必要がある（表4）[13]。

[*1：多尿]
24時間尿量が2.8 L以上もしくは体重当たり40 mL以上ある，尿量の多すぎる状態。

[*2：アカシジア（akathisia）]
錐体外路症状による鎮座不能の症状のことをいう。向精神薬やオピオイドによる副作用として出現することがある。主な症状として，座ったままでいられない，じっとしていられない，下肢のむずむず感などがある。

表4 蓄尿症状を起こす可能性のある薬剤

抗不安薬
中枢性筋弛緩薬
抗がん剤
アルツハイマー型認知症治療薬
抗アレルギー薬
交感神経α受容体遮断薬
勃起障害治療薬
狭心症治療薬
コリン作動薬

〔日本泌尿器科学会 編，前立腺肥大症診療ガイドライン，リッチヒルメディカル，2011; p32[13]より改変〕

3）治療

がん患者に生じる頻尿・尿失禁に対しては，可能ならばがん治療（外科的治療法，放射線治療，化学療法）など原因に応じた対応を行うべきであるが，全身状態によりかなわない場合が多い。過活動膀胱診療ガイドライン第2版[4]と専門医の意見を参考にし，実地臨床に即して対応するのがよいと考えられ，以下，過活動膀胱診療ガイドライン第2版をもとにがん患者に対する頻尿・尿失禁の治療を述べる。Ⅲ-3 頻尿・切迫性尿失禁の診療アルゴリズムを参照されたい（P79）。

さらにがん患者の頻尿・尿失禁では診療上，以下のような場面に遭遇することがある。
- がん患者の症状緩和では早期からの対応が重要であり，頻尿，失禁に対しても，症状が軽度である初期段階から対応するのが望ましいが，羞恥心などから重症になって初めて周囲に症状を訴える場合がある。
- がんの進行が直接関与する場合は，急速に症状が悪化し，局所の疼痛や血尿などを伴うことがあり，疼痛緩和や血尿の対応を優先させることになる。
- 日常生活動作（ADL）低下やがんに随伴する諸症状のため，評価が困難な場合がある。
- 膀胱炎などの感染症は，適切な抗菌薬治療を行っても，免疫能低下や排尿症状を合併した場合では難治性である。
- 家庭環境，活用できる介護力によりケア，治療が制限される。
- 応急的にオムツ管理や尿道留置カテーテル管理となり，最期まで継続することが多い。

・患者・家族の想いや個人的な矜持，こだわりにより，治療の受け入れが困難な場合がある。

以上のことをふまえて患者・家族，医療・介護スタッフと十分相談したうえで，重症度，患者QOLを重視した治療法を決定することが重要である。また薬剤性頻尿・尿失禁に対しては排尿症状の項で述べたように，投薬中止可能ならば中止による改善が得られるかどうかで原因となっているか判断し，他薬に変更可能か検討することが基本と考えられる。

(1) 行動療法

1. 体重減少，過剰な水分摂取やアルコール，カフェイン摂取の制限，トイレ習慣，便秘，禁煙などの生活指導により頻尿・尿失禁を軽減させる。体重減少以外はエビデンスがないとされるが，がん患者では水分摂取量の調整や便秘の管理は非侵襲的であり第一に試みるべきであろう。

2. 骨盤底筋訓練（pelvic floor muscle training；PFMT）は肛門挙筋，肛門括約筋，尿道括約筋，膣周囲の横紋筋からなる骨盤底筋群を随意に収縮させる方法で，腹圧性尿失禁のみならず過活動膀胱，骨盤臓器脱（pelvic organ prolapse；POP）にも効果があるとされている。

3. 膀胱訓練は定時排尿，排尿間隔の延長を図るもので，尿意が起きても5〜10分我慢してから排尿することで，尿道括約筋収縮が大脳皮質の排尿筋収縮反射を抑制し，膀胱を弛緩させると考えられている。排尿日誌をつけながら実施するとさらに効果が期待できる。効果発現までに時間を要する。

4. Neuromodulationとして本邦では干渉低周波治療があるが効果は確定されていない。仙骨埋め込み式neuromodulation（sacral neuromodulation；SNM）はQOL改善率は高いが，手術が必要であり，合併症も少なからずあり，本邦では認められておらず実施は難しい。

5. 多尿は国際禁制学会用語基準で24時間尿量2.8 L以上と定義されているが，意味合いは40 mL/kg以上であり患者の体重で推定する必要があるとともに，進行がん患者では患者の全身状態，水分必要量などを勘案して個別的に多尿の判断を行う。排尿日誌や問診で多尿による頻尿を認めた場合，まず水分摂取調整を行う。

(2) 薬物療法[4]

1. 抗コリン薬：オキシブチニン，プロピベリン，トルテロジン，trospium（本邦未承認），temiverine（本邦未承認），ソリフェナシン，イミダフェナシンは過活動膀胱による頻尿・切迫性尿失禁に有用である。貼付用オキシブチニンは経口摂取不能患者にも使用できる。

2. $β_3$受容体作動薬：ミラベグロンは抗コリン薬と同等の効果があるとされ，抗コリン薬でみられる口渇，便秘などの副作用が少なく使用できる。

3. その他：フラボキサートや抗うつ薬，漢方薬は過活動膀胱治療薬として効果がある程度認められている。NSAIDs（ロキソプロフェンナトリウム水和物など）が夜間頻尿，膀胱刺激症状を改善する作用があるが，消化器障害，腎機能障害に注意を要する。また尿排出障害を伴う頻尿や溢流性尿失禁に$α_1$受容体遮断薬が有用な場合がある。腹圧性尿失禁には$β_1$受容体作動薬が有効な場合がある。

4. 膀胱内薬液注入療法：抗コリン薬内服による副作用を減ずるために抗コリン

表5 蓄尿症状（頻尿・尿失禁）に考慮される治療薬

分類	一般名	用法・用量
抗コリン薬	オキシブチニン	1回2〜3 mgを1日3回経口服用
	オキシブチニン経皮吸収製剤	貼付薬1枚（オキシブチニン73.5 mg/枚含有）を1日1回，1枚を下腹部または大腿部のいずれかに貼付
	プロピベリン	20 mgを1日1回経口服用。20 mgを1日2回まで増量可
	トルテロジン	4 mgを1日1回経口服用
	フェソテロジン	4 mgを1日1回経口服用。1日8 mgまで増量可
	ソリフェナシン	5 mgを1日1回経口服用。1日10 mgまで増量可
	イミダフェナシン	0.1 mgを1日2回経口服用。1日0.4 mgまで増量可
$β_3$受容体作動薬	ミラベグロン	50 mgを1日1回経口服用
その他の薬剤	フラボキサート	1回200 mgを1日3回経口服用
	牛車腎気丸	1日7.5 g 2〜3回分割投与
	NSAIDs	頓用あるいは眠前

＊牛車腎気丸以外の経口薬は食後に服用
〔日本排尿機能学会 過活動膀胱診療ガイドライン作成委員会 編．過活動膀胱診療ガイドライン第2版，リッチヒルメディカル，2015；p137[4]）より引用改変〕

薬，バニロイド受容体刺激薬（カプサイシン，resiniferatoxin）が膀胱腔内注入される。長期成績は塩酸オキシブチニンで報告され5〜7.5 mgを10〜30 mLに溶かして1日2回使用している。本邦では保険収載されておらず使用に制限がある。

5．ボツリヌス毒素膀胱壁内注入療法：難治性の過活動膀胱や排尿筋過緊張に高い有用性がある報告をみる。尿閉発生に注意が必要である。本邦では保険収載されておらず使用に制限がある。

6．夜間多尿に対してデスモプレシンが使用されることがあるが，低Na血症，頭痛，下肢浮腫の有害事象に注意が必要で，うっ血性心不全，糖尿病，肝疾患，腎不全患者では使用は避けたほうがよい。本邦では保険収載上，使用に制限がある。

薬物療法に関しては過活動膀胱に有用性の高い抗コリン薬もしくは$β_3$受容体作動薬などによる薬物療法を考慮する（表5）が，がんの浸潤に伴う頻尿・尿失禁に対しては科学的根拠が明確でないことを前提に，使用に際しては患者・家族に治療内容を十分に説明し，副作用に配慮した慎重な対応を要する〔P79，Ⅲ-3 下部尿路症状（頻尿・尿失禁）の項参照〕。

(3) 手術療法（専門医への紹介が必須である）

1．腹圧性尿失禁：コラーゲン注入療法，TVT（tension free vaginal tape）手術，TOT（transobturator tape）手術，人工尿道括約筋手術などがある。女性の場合には膀胱頸部を支持するペッサリーも利用される。男性においてはペニスクレンメも選択肢の一つとなろう。
2．腫瘍の直接浸潤が原因の場合，放射線治療，塞栓術が考慮される。
3．回腸導管，尿管皮膚ろう，尿管結紮＋腎ろうなどの尿路変向により排尿に伴う苦痛を軽減する。手術決定に際しては，全身状態を評価し，リスク，合併症を

図5 がん患者の下部尿路症状診療のフローチャート

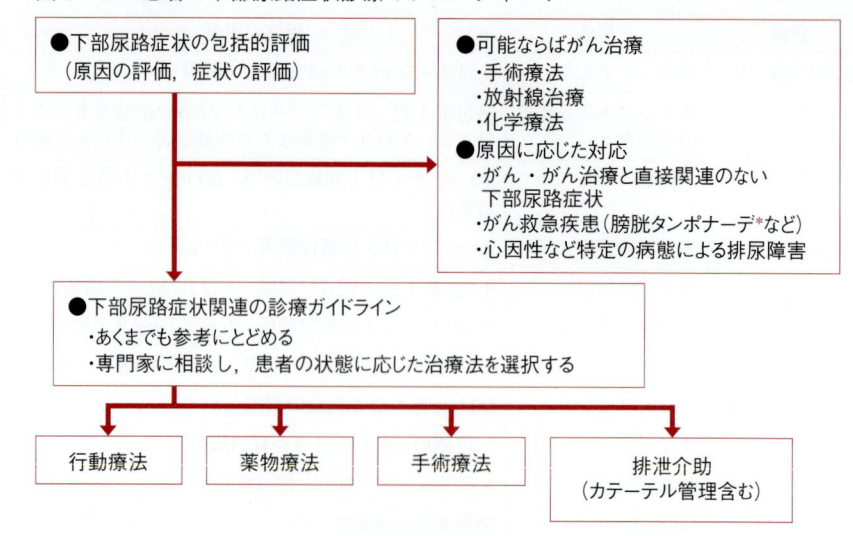

```
●下部尿路症状の包括的評価        ●可能ならばがん治療
  （原因の評価，症状の評価）        ・手術療法
                                  ・放射線治療
                                  ・化学療法
                                ●原因に応じた対応
                                  ・がん・がん治療と直接関連のない
                                    下部尿路症状
                                  ・がん救急疾患（膀胱タンポナーデ*など）
                                  ・心因性など特定の病態による排尿障害

●下部尿路症状関連の診療ガイドライン
  ・あくまでも参考にとどめる
  ・専門家に相談し，患者の状態に応じた治療法を選択する

  行動療法   薬物療法   手術療法   排泄介助
                                （カテーテル管理含む）
```

＊：膀胱タンポナーデ
高度の血尿による凝血塊や組織片などが尿の排出を妨げている状態。

十分に説明したうえで，患者・家族の意思を尊重する必要がある。

(4) ケア，排尿介助など

排尿介助は高齢者や終末期がん患者など衰弱した患者の機能性尿失禁の排尿管理において重要な方法である。排尿日誌により，患者の排尿間隔や1日の排尿パターンを把握したうえで，時間排尿誘導・パターン排尿誘導を行い，失禁回数減少へと導く。そして生活環境の整備，安全な排泄経路の選択，トイレプログラムを立てる，膀胱訓練やがんリハビリテーションの一環として骨盤底筋体操，失禁時の対応として吸収力のあるパッドや集尿装置，尿道留置カテーテルの選択（P58，Ⅱ-7 尿路カテーテル管理の項参照）など，身体状況，がんの進行度を考慮し個別的に介護・看護計画に立脚したケアが必要である。

まとめ

がん患者に生じる下部尿路症状では，従前に認めないあるいは軽度の症状が，がんの進行による全身状態の悪化やADLの低下に伴い顕在化，悪化した場合と，がんが進行し尿路への浸潤により症状が生じ増悪したものとに大別されるが，両者の合併もしばしばみられる。そしてその病態生理から相互に関連して排尿症状（尿排出症状・尿閉）と蓄尿症状（頻尿・尿失禁）が複数同時に起こることもある。専門医の診療や下部尿路症状に関連した各種診療ガイドラインを参考にして患者の訴える症状をもとに診療を早期から開始し，丁寧に問診を進め，負担の少ない検査を選択して，全身状態に配慮し適切な治療につなげていくことが重要である（図5）。

（岸田 健，田中良典，大和豊子，中村一郎）

【文 献】

1) McDougal WS, Wein AJ, Kavoussi LR, et al. eds. Campbell-Walsh Urology, 10th Edition.

Philadelphia, Elsevier, 2011
2) 日本排尿機能学会 男性下部尿路症状診療ガイドライン作成委員会 編. 男性下部尿路症状診療ガイドライン, 東京, ブラックウェルパブリッシング, 2008
3) 日本排尿機能学会 女性下部尿路症状診療ガイドライン作成委員会 編. 女性下部尿路症状診療ガイドライン, 東京, リッチヒルメディカル, 2013
4) 日本排尿機能学会 過活動膀胱診療ガイドライン作成委員会 編. 過活動膀胱診療ガイドライン第2版, 東京, リッチヒルメディカル, 2015
5) 荒木勇雄 他. 第5章 排尿異常の治療法. 1. 排尿制御の分子機構. 吉田修, 東間紘, 村井勝 編. 泌尿器疾患の最新医療, 東京, 先端医療技術研究所, 2003; p179
6) 日本排尿機能学会ホームページ
http://japanese-continence-society.kenkyuukai.jp/special/?id=15894
7) Wasson JH, Reda DJ, Bruskewitz RC, et al. A comparison of transurethral surgery with watchful waiting for moderate symptoms of benign prostatic hyperplasia. N Engl J Med 1995; 332: 75-9
8) Brown CT, van der Meulen J, Mundy AR, et al. Defining the components of a self management programme for men with uncomplicated lower urinary tract symptoms: a consensus approach. Eur Urol 2004; 46: 254-63
9) Gass R. Benign prostatic hyperplasia: the opposite effects of alcohol and coffee intake. BJU Int 2002; 90: 649-54
10) Platz EA, Kawachi I, Rimm EB, et al. Physical activity and benign prostatic hyperplasia. Arch Intern Med 1998; 158: 2349-56
11) Yu SY. Postmarketing surveillance study of OxyContin tablets for relieving moderate to severe cancer pain. Oncology 2008; 74 (Suppl 1): 46-51
12) Mercadante S, Ferrera P, Casuccio A. Prevalence of opioid-related dysuria in patients with advanced cancer having pain. Am J Hosp Palliat Care 2011; 28: 27-30
13) 日本泌尿器科学会 編. 前立腺肥大症診療ガイドライン, 東京, リッチヒルメディカル, 2011; p32

3 上部尿路閉塞・腎後性腎不全

はじめに

上部尿路閉塞は，両側性に出現すれば腎不全を来す可能性の高い疾患である。片側性でも疼痛や発熱の原因となり，がん患者では生活の質（QOL）を障害する因子となりうる。また特に急性腎不全のうち腎後性腎不全が原因である場合にはその閉塞を解除して尿流を確保することによりQOLならびに予後を改善することが可能であり，オンコロジーエマージェンシーの一つであるとされている。

1．病態生理

急性腎不全はその成因において腎前性，腎性，腎後性に分類されるが，いずれも急速な腎機能低下により体液の恒常性が維持できなくなり，高クレアチニン（Cr）血症，高窒素血症，高カリウム血症などの異常や尿毒症様症状を示す疾患である。乏尿（1日400 mL以下）や無尿などで気づかれることが多いが，検査値異常やCT，超音波検査などで偶然発見されることもある。以下腎前性，腎性腎不全も含めて解説する。

1 腎前性腎不全

腎臓そのものの異常ではなく，心拍出量あるいは循環血液量の急速な低下のために腎血流が著しく減少して尿の産生が行えず腎不全に至る状態である。心原性ショック，エンドトキシンショック，高度の出血や脱水などが原因となる。

2 腎性腎不全

腎性の急性腎不全には急速進行性糸球体腎炎のような糸球体病変によるもの，抗生物質，抗がん剤（シスプラチンなど）の腎毒性物質による尿細管障害，抗生物質や消炎鎮痛薬などによる過敏反応由来の間質障害などがある。ネフロンでの濾過や再吸収が行われなくなった状態である。

3 腎後性腎不全

腎からの尿流が体外に排泄されず水腎症を来し，水腎症による腎盂内圧の上昇のため尿が産生されなくなった状態である。上部尿路閉塞による腎後性腎不全は，腎機能に関しては比較的可逆性の疾患であり，多くは急性あるいは亜急性の状態で発見される。しかし，時に慢性腎不全から尿毒症状態となり回復に至らないこともある。悪性腫瘍に起因する場合は，その腫瘍が未治療であれば治療により改善することも多いが，治療を繰り返したうえに腎後性腎不全に至った場合は泌尿器科的処置（尿管ステント*留置，腎ろう造設など：Ⅱ-7 尿路カテーテル管理の図5，6参照）を必要とすることが多い。

*：尿管ステント
膀胱内から尿管内を経て腎盂まで挿入することにより，通過障害に起因する腎機能低下や感染の治療に用いられるカテーテル。

2. 上部尿路閉塞の原因

　上部尿路閉塞の原因としては結石，悪性腫瘍，放射線治療による炎症性狭窄などがあるが，神経因性膀胱や前立腺肥大症などの下部尿路通過障害による尿閉状態からでも腎後性腎不全は起こりうる。

　上部尿路の尿流を直接閉塞する可能性のある悪性腫瘍としては腎盂尿管がんと稀に腎がんがあるが，そのほとんどは片側性である。一方，膀胱がんや前立腺がんの浸潤による尿管口閉塞による水腎症があるが，これは両側性のこともある。上部尿路閉塞を来す泌尿器科以外の悪性腫瘍は婦人科系腫瘍（子宮がん，卵巣がん）や消化器系がん（胃がん，膵がん，大腸がん，直腸がん）に多く認められ，直接浸潤，リンパ節転移，後腹膜への播種，ダグラス窩転移などが原因として挙げられる。また進行した下腹部の腫瘍の圧迫による尿流障害や放射線照射後の炎症性狭窄も上部尿路閉塞の一因となりうる。その他，神経因性膀胱や前立腺肥大症などによる下部尿路閉塞も上部尿路の圧が高まり腎後性腎不全を来す原因になりうる。

3. 評価と検査

　腎後性腎不全の発見の契機は尿量減少，体重増加，閉塞性の腎盂腎炎による発熱，側腹部痛などであるが，腎機能低下〔血中尿素窒素（BUN），Crの上昇〕やCT・超音波検査で偶然水腎症を認めることによって発見されることもある。腎機能低下（BUN，Cr上昇）が血液検査で確認された時は，CTや超音波検査で水腎症の有無を確認する。通常は両側性水腎症があれば腎後性腎不全と判断してよい。水腎症を認めなければ腎前性あるいは腎性腎不全だが，終末期の場合は両側性水腎症を認めてもさらに脱水などにより腎前性腎不全を合併していることもあり，注意が必要である。

　水腎症を認めた場合には，まずその原因を明らかにすることが必要であり，悪性腫瘍による浸潤や圧迫は常に考慮すべきである。その他に良性疾患として片側性水腎症の場合には結石や，腎盂尿管移行部狭窄症などの上部尿路疾患を，両側性水腎症の場合には膀胱機能障害や前立腺肥大症などの下部尿路閉塞疾患も考慮しなければならない。下部尿路閉塞では残尿が多くなるので，残尿量を確認することが必要である。残尿は排尿後に導尿をすることにより評価できるが，膀胱を超音波で確認することによっても判定は可能である。最近は簡便な残尿測定用超音波装置を備えている施設も多くなっている。残尿が多い場合は，まず膀胱からの尿流を確保することが必要である。多くは下部尿路閉塞に対する処置，治療（自己導尿，カテーテル留置）で水腎症や腎機能は改善する。（P22，Ⅱ-2 下部尿路症状，P58，Ⅱ-7 尿路カテーテル管理の項参照）

　下部尿路閉塞を認めない片側性で無症状の水腎症では総腎機能の低下は軽度であり，QOLにはほとんど影響がないため経過観察とすることが多い。これは尿管ステント挿入などの処置を行うと定期的な交換が必要であり，またステントによる膀胱刺激症状に悩まされるなどかえってQOLが低下することが多いからである。ただし，保存的治療で改善しない，発熱や痛みを伴う腎盂腎炎を合併した片側性水腎症の場合は尿管ステント挿入が必要となる。一方，無症状の片側性水腎症で尿管ステ

ントや腎ろう造設が必要となるのは，腎毒性の強い化学療法が予定されており，腎機能温存の必要性が高い場合や，総腎機能を改善することで手術が可能になる場合などである。

　片側性水腎症を認めるが無症状で経過観察が選択された時には，尿量減少や体重増加に注意するよう説明を行い，4～8週に一度は超音波検査や腎機能検査をチェックし健常側の腎に水腎症を来していないか，腎機能低下を来していないかのフォローが必要であるし，尿量減少や側腹部痛，発熱などの症状に注意するよう説明しておく必要がある。

　そのうえで両側性水腎症では尿量減少や体重増加，総腎機能低下に留意しつつではあるが，いつでも尿管ステント挿入あるいは腎ろう造設に対応できる準備が必要となる。また腎機能低下が進行した症例では，そのCr値が予後に影響を与えるという報告もある[1,2)]ので，原因疾患が進行性である場合は，総腎機能や自覚症状に緊急性がなくても尿管ステント挿入あるいは腎ろう造設を早期に行うこともある。

4. 治療方法

　上部尿路閉塞から腎後性腎不全を来した場合の治療については，まず尿流を確保することが必要である。原因疾患が悪性腫瘍で治療に時間がかかる，あるいは治療困難である場合には，緊急的に尿流を確保するためには内視鏡的（経膀胱的）に尿管ステントを留置するか，経皮的に超音波下に腎ろうを造設するかの2つの方法のどちらかが選択される。尿管ステント，腎ろうとも両側性水腎症の患者に対して行われることが多いが，そのほとんどは一側の腎機能がより良いと判断された側の腎に行われることが多い。両側に行う時は両側に症状を認める場合，あるいは将来化学療法が考慮されている場合などである。その他長期の予後が予測され，しかも膀胱からの自然排尿に伴う不快な症状が強く出現することも予測される，あるいは出現した場合には回腸導管や両側尿管皮膚ろうも選択肢の一つである。逆に予後が極めて短いと判断された場合には尿流の確保を行わず自然経過をみるという考え方もある。以下にそれぞれの方法と長所，短所について述べる。

1 尿管ステント

　尿管ステントは膀胱鏡を用いて水腎症のある側の尿管口にガイドワイヤーを挿入し，尿管ステント先端を腎盂に到達させ，腎盂と膀胱間に留置する。

　腎ろうが先に留置されていれば，腎ろうからガイドワイヤーを下降させて膀胱鏡を使用せずに留置することも可能である。

[長　所]
・尿管ステントは体内留置であるため体外にカテーテルが見えず，また膀胱機能も正常であれば蓄尿バッグも必要としないため，ボディーイメージを損なわない。
・ステントはある一定期間を経過すると閉塞することがあり，最長6カ月で交換が必要であるが，一般的には3～4カ月で交換することが多い。しかし，腎ろうよりは交換の期間は長い。
・体内留置であるため自然抜去，自己抜去，事故抜去の可能性は極めて低い。
・約3カ月で交換することが一般的とされていたが，金属ステント[3)]が使用可能と

なり，10〜12カ月に1回の交換でよい症例も増加してくるものと思われる。

[短　所]
・前述のように膀胱鏡操作が必要であり，特に男性では尿道粘膜麻酔のみではかなり強い痛みも伴い，仙骨麻酔や腰椎麻酔を必要とすることがある。尿管の閉塞を伴った状態でステントを挿入するため，軟性膀胱鏡では挿入が困難であることが多い。硬性膀胱鏡を使用する場合は多少下肢の開排ができないと困難である。
・前立腺がんや直腸がんなどの直接浸潤あるいは膀胱がんの存在などで尿管口の確認ができない場合や，尿管の狭窄が強度の場合，ステント挿入ができないことがある。
・ステントの閉塞の判定は体内留置であるため腎ろうに比較して困難であり，また内孔が狭いため閉塞することが比較的多い。
・ステントは体内留置であり，忘れられやすいことも1つの欠点である。長期留置例ではステントへの結石形成も報告されている。
・ステントは異物であり，感染の原因となったり，ステントが膀胱を刺激して痛みや不快感を伴うことがある。

2 腎ろう

腎ろうの挿入は経皮的に超音波下で行われる。一般に腹臥位で行われるが，腹臥位をとることが困難な場合，側臥位での挿入も不可能ではない。

[長　所]
・腎ろうは初回挿入後2週間以上経過し，ろう孔が安定していればベッドサイドでも交換は可能である。
・尿管ステントと比較して交換の際の痛みは軽度である。
・閉塞の判定は腎ろうから直接洗浄したり造影することで容易に判断できる。

[短　所]
・体外にカテーテルが存在し蓄尿バッグも必要であり，QOLが低下するといわれている。
・留置時の合併症として出血や感染がある。特に出血に関しては腎盂に凝血塊が充満し，尿流を妨げて速やかな腎機能の改善につながらないこともある。
・体外にカテーテルが出ているため自然抜去の可能性もあり，せん妄などによる自己抜去，蓄尿バッグを引っ掛けての抜去もありうる。
・カテーテル交換の期間は2〜4週間と比較的短い。

3 回腸導管，尿管皮膚ろう

もし尿管口の閉塞があり，腎ろうを必要とする症例で長期の予後が見込まれれば（例えば前立腺がんや大腸がんなど），いったん腎ろうを造設した後に尿管皮膚ろうを造設するという選択もある。また，他臓器のがんの膀胱への浸潤や膀胱がんの増大で血尿による膀胱タンポナーデを来す可能性が高い場合も，あらかじめ回腸導管や尿管皮膚ろうを造設しておくという選択もある。しかし，ストーマが必要となることや腎ろう造設と比較すると全身麻酔下の侵襲の大きい手術となるため，関係者や患者・家族と十分な相談のうえで選択を決定する必要がある。

4 **尿路閉塞解除をしないで対症療法のみで経過をみるという選択**

　超高齢者，performance status（PS）の悪い症例，予後の短い症例（例えば日単位，週単位など），在宅症例などでは，治療のための入院が必要で負担のかかる治療なら，治療を行わないという選択も考えられる。ただし，その場合には患者本人または責任をもって選択を決定する家族（代理意思決定者）と相談しなければならない。予後の判定には Palliative Prognostic Index[4]や Palliative Prognostic Score[5]などが用いられる。

まとめ

　以上，尿路変向の方法について述べたが，前述したように主として用いられているのは，尿管ステント挿入と腎ろう造設である。前に述べたように尿管ステントは不成功に終わる症例が存在し，腎ろうのほうが安定して尿流を確保できる。しかし，ボディーイメージの変化は尿管ステントのほうが少なく，QOL に関しても尿管ステントのほうが優れているという意見もある。尿管ステント不成功に関してはいくつかの後ろ向きの比較検討がなされている。Chung ら[1]は Cr 1.3 以上，近位尿管に狭窄のある症例，Ganatra ら[2]は膀胱鏡下で膀胱浸潤の所見がある症例が，尿管ステントの不成功の予測因子であるとしている。逆に腎ろうが必要な症例としては，Kanou ら[6]が骨盤内疾患では初回から腎ろうの選択例が多く，またステントからの変更例も多いと述べている。

　患者個々の疾患や状態，検査値，閉塞の所見なども考慮し，またそれぞれの方法の長所や短所も説明したうえではあるが，どちらの方法を選択するかは最終的には専門医の判断に委ねていただきたい。

（入江　伸）

【文　献】

1) Chung SY, Stein RJ, Landsittel D, et al. 15-year experience with the management of extrinsic ureteral obstruction with indwelling ureteral stents. J Urol 2004; 172: 592-5
2) Ganatra AM, Loughlin KR. The management of malignant ureteral obstruction treated with ureteral stents. J Urol 2005; 174: 2125-8
3) 前田雄司，栗林正人，泉　浩二，他．腫瘍性尿管閉塞に対する全長型金属尿管ステントの治療成績．Jpn J Endourol ESWL 2010; 23: 244-99
4) Morita T, Tsunoda J, Inoue S, et al. The Palliative Prognostic Index: a scoring system for survival prediction of terminally ill cancer patients. Support Care Cancer 1999; 7: 128-33
5) Maltoni M, Nanni O, Pirovano M, et al. Successful validation of the palliative prognostic score in terminally ill cancer patients. Italian Multicenter Study Group on Palliative Care. J Pain Symptom Manage 1999; 17: 240-7
6) Kanou T, Fujiyama C, Nishimura K. Management of extrinsic malignant ureteral obstruction with urinary diversion. Int J Urol 2007; 14: 689-92

4 膀胱部痛・膀胱けいれん

はじめに

　膀胱部痛や膀胱けいれんは下腹部から恥骨上に生じる疼痛や不快な症状として訴えられる。がん患者における膀胱部痛の頻度は不明であるが，生活の質（QOL）を損なう症状の一つである[1]。痛みのみのこともあれば，排尿症状（例えば頻尿，尿意切迫感，急性尿閉など）を伴うこともあり，一過性から持続性，鈍い不快な痛みから鋭く強い痛みまでさまざまな程度でみられる[2]。

1. 病態生理

1 膀胱の神経支配

　下部尿路を支配する知覚神経の細胞体は体部の皮膚や筋肉と同様に脊髄の後根神経節内に存在し，末梢と中枢に向かって神経線維を伸ばしている。膀胱や尿道に分布する末梢側の神経終末で感知された刺激は末梢側から中枢側の神経線維に伝えられ，最終的には中枢側の神経終末が脊髄後角に存在する脊髄ニューロンにシナプスを形成して情報を中枢に伝達する。膀胱の知覚は交感神経と体性神経より支配されている[3]。膀胱からの知覚神経は，骨盤神経ならびに下腹神経を経由して運ばれ，骨盤神経を経由する体性知覚神経は仙髄（S2-4）に入力し，下腹神経を経由する交感神経は腰髄に入力する。また尿道からの知覚はこれらに加えて陰部神経を経由して仙髄に運ばれるものがある。そして，これらの知覚神経によって伝達された情報は，脊髄および大脳レベルで処理された後，膀胱・尿道に至る脊髄下降路および末梢の遠心路を通じて膀胱の機能を調節する（参考：Ⅱ-2 下部尿路症状，図1参照）。

2 膀胱部痛・膀胱けいれんの原因

　がん患者における膀胱部痛・膀胱けいれんの原因は多様である。原因としては①がん自体によるもの，②がん治療によるもの，③がんとは関連しないものに分類できる。

①がん自体によるもの
・局所のがん（特に骨盤内臓器由来のがん）による膀胱への直接浸潤
・膀胱知覚神経への転移/浸潤

②がん治療によるもの
・放射線治療や化学療法による膀胱炎

③がんとは関連しないもの
・急性尿閉，間質性膀胱炎/膀胱部痛症候群*，慢性前立腺炎
・感染症（細菌性膀胱炎，細菌性前立腺炎，尿道炎，膣炎）
・膀胱内異物，膀胱内留置カテーテル，尿管ステントなどの機械的刺激
・膀胱内留置カテーテルの閉塞

*：膀胱部痛症候群
膀胱充満に関連する恥骨上部の疼痛があり，昼間頻尿・夜間頻尿などの症状を伴う症候群で，感染や他の明らかな病的状態が認められないもの。

2. 評価

1 膀胱部痛の原因の評価

　痛みの原因として，特に骨盤内臓器由来のがんが原発の場合，がんの再発や再燃の可能性を考える必要がある。また，がん治療に関連したものや，がんとは関連しない急性尿閉などの排尿障害，間質性膀胱炎・膀胱部痛症候群などの非がん性の膀胱痛を生じる症候群，感染によるもの，尿路に異物が留置中であれば異物による刺激などの可能性を検討する。

　がん自体による痛みでは鎮痛薬の投与などの症状緩和を行うとともに，外科的治療，化学療法，放射線治療などがんに対する治療の可能性を検討する。がんと関連のない痛み（急性尿閉，間質性膀胱炎，感染など）では原因に応じた治療を行う。痛みに対する鎮痛薬による治療を行いつつ，痛みを生じている病態の把握と対応を行う。

2 痛みの程度と評価

　痛みの評価では，日常生活への影響，痛みのパターン，強さ，部位，経過，性状，増悪因子と軽快因子，随伴する排尿症状の有無，現在行っている治療の反応と副作用について評価する[4]。

3. 治療

1 薬物療法

　がんに関連した膀胱部痛に限定した薬物療法の治療効果を評価した比較試験や研究はみられなかった。膀胱部痛の特異的治療としての根拠は乏しいものの，疼痛に対する対応としてWHO方式がん疼痛治療法に基づき非オピオイドやオピオイドの使用を検討する[4]。排尿機能障害を随伴する場合には，下部尿路症状に応じた治療の併用を検討する（P22, II-2 下部尿路症状の項参照）。

2 神経ブロック

　薬物療法により鎮痛効果が得られない場合や，薬物の副作用のため継続できないような治療困難ながん疼痛に神経ブロックは良い適応とされており，治療早期に神経ブロックを適応することは長期にわたり良い痛みの緩和が得られる可能性があるとされている[5]。膀胱の支配神経からは交感神経を介する下腹神経叢[*1]や体性神経を介する仙骨神経をブロックする方法が考えられる。また会陰部痛を合併している場合にはフェノールサドルブロック[*2]や不対神経節ブロック[*3][5]も選択肢として検討される。しかし原因や病態によっては施行できない場合もあり，適応や実施については専門医と相談のうえで判断すべきである。

（河原貴史）

[*1]：**下腹神経叢ブロック**
直腸，子宮，膀胱などの骨盤内臓器の交感神経由来の痛みに対する疼痛治療法である。直腸がんなどによる難治性の会陰部痛に対して実施された報告があり，神経支配などからは膀胱部痛に対しても痛みを緩和する可能性があると考えられる。

[*2]：**フェノールサドルブロック**
会陰部の疼痛に対して，座位にてくも膜下腔に高比重フェノールグリセリンを注入することで第4, 5仙髄神経や馬尾神経をブロックする。ブロック後に膀胱直腸障害が認められることもある。尿路変向（手術，導尿など），人工肛門があり排尿・排便機能が廃絶している難治性疼痛のある患者に対して適応があると考えられる。

[*3]：**不対神経節ブロック**
脊髄の最末梢に位置する交感神経節をブロックする方法。会陰部の交感神経由来の痛みの緩和に用いられる。

【文 献】
1) Gulati A, Khelemsky Y, Loh J, et al. The use of lumbar sympathetic blockade at L4 for management of malignancy-related bladder spasms. Pain Physician 2011；14：305-10
2) Miaskowski C. Special needs related to the pain and discomfort of patients with gynecologic cancer. J Obstet Gynecol Neonatal Nurs 1996；25：181-8
3) 2 手術に役立つ機能解剖．荒井陽一，松田公志 編．吉田 修 監．新 泌尿器科手術のための解剖学，東京，メジカルビュー社，2006；pp25-45
4) 日本緩和医療学会 緩和医療ガイドライン委員会 編．がん疼痛の薬物療法に関するガイドライン2014年版，東京，金原出版，2014
5) 日本ペインクリニック学会 インターベンショナル痛み治療ガイドライン作成チーム 編．インターベンショナル痛み治療ガイドライン，東京，真興交易医書出版部，2014

5 陰部浮腫

はじめに

がんの終末期には，種々の原因で局所または全身性に浮腫が認められることが多い。浮腫の程度によっては，生活の質（QOL）の低下を来したり，原因によっては生命予後にも影響することがある[1]。がん進行期の陰部浮腫の原因として，さまざまな要因が考えられる。それぞれが単独で原因になっている症例もあれば，多くの症例ではいくつかの原因が重なったり，その他の疾患が合併していたりする。本項では，陰部浮腫の一般的な知見と，しばしば浮腫と鑑別が必要になる泌尿器科男性がん患者によく見受けられる陰嚢疾患に関して述べる。

1. 病態生理

1 心機能障害

既往の心疾患の増悪や，がんの進行に伴う心嚢液の貯留や，抗がん剤などの治療に起因する心機能障害などにより，心拍出量が低下して中心静脈圧が上昇し，静脈のうっ血が生じて浮腫を来す。四肢の浮腫につながるのは，右心不全・両心不全とされ，肺うっ血などは左心不全・両心不全とされ，生命予後にも関わってくる。これらの心不全のコントロールが不良であれば，腹水が貯留したり，肺水腫や胸水を伴い呼吸困難症状を呈するようになる。

2 腎機能障害

がんの進行による全身状態の悪化や抗がん剤治療に起因する腎機能低下，腎摘除術や骨盤内の腫瘍による尿管の圧排や閉塞から水腎症を来し腎機能低下を生じるなど，さまざまな原因が考えられる。

腎機能の低下からの尿量の減少による循環血液量の増加で静脈圧・毛細血管内圧が上昇することで，毛細血管からの漏出などが生じて浮腫を来す。発症初期は心機能障害に似た両下腿中心の柔らかい浮腫であるが，進行に伴い大腿・下腹部や上半身まで浮腫が上行する。また，皮膚の硬化を伴った硬い浮腫を来すこともある。最後には，胸水・肺水腫により呼吸困難を呈するようになり，生命予後にも関わる。

3 低アルブミン血症

がん悪液質症候群の進行や，がん性胸水・腹水，消化管からのタンパク漏出などにより，血中アルブミンが減少することで，血管内浸透圧低下により毛細血管から組織間隙への漏出が増加して浮腫を来す。また，腹水が貯留している場合は，腹膜脆弱部から下腹部や陰部にかけて腹水が皮下へ漏出することが原因とも考えられている。

4 深部静脈血栓症（deep vein thrombosis；DVT）

　がんの進行により，鎖骨下静脈や腸骨静脈に腫瘍が直接浸潤したり，リンパ節転移が静脈を圧迫し，その部位から末梢の静脈にうっ血を生じさせて静脈性浮腫を来す。終末期の長期臥床も，深部静脈に血栓が形成されやすい状況を助長する。

　左右非対称で皮膚色の差がみられる腫脹が特徴的とされている。急性の発症では疼痛を伴うことが多く，徐々に閉塞して生じた症例では疼痛を伴わないこともある。また，がん疼痛に隠されて疼痛を自覚しにくいこともあり，注意が必要である。

5 抗がん剤副作用

　進行がんで使用される抗がん剤のなかには，副作用で浮腫を発症することがある。タキサン系抗がん剤には，副作用情報にも記載されている「強皮症様症状」がある。皮膚の発赤や硬化が非常に強く，難治性の浮腫を発症する可能性がある。

6 リンパ浮腫

　リンパ浮腫とは，毛細血管から漏出して生じた組織間液を排除するように機能しているリンパ管系の異常によりリンパ液のうっ滞が生じるために発症する浮腫である。

　発症原因が不明な原発性と，手術によるリンパ節郭清後などに生じる続発性に分類される。原発性リンパ浮腫は，遺伝的な素因などで発症することが多いとされているが，出生時から浮腫を認める場合や，加齢によりリンパ管の変性が進行して高齢になってから初めて発症する場合もある。

　続発性リンパ浮腫は，さまざまな疾患，外傷や治療の後遺症として生じる浮腫である。なかでも，乳腺や婦人科，泌尿器科系領域などの悪性腫瘍に対する腋窩あるいは骨盤内の広範なリンパ節郭清術や，術後の放射線治療などのがん治療後に生じるリンパ浮腫は全体の80％以上と圧倒的に多い。

　また，下肢リンパ浮腫患者の約1割が陰部リンパ浮腫を合併するとの報告もある[2,3]。陰部リンパ浮腫では難治性のリンパ漏を合併することもあり治療は難渋することが多く，山本らは，下腹部リンパ浮腫は陰部リンパ浮腫に先行する病態であり，下腹部リンパ浮腫の診断・治療により陰部リンパ浮腫を予防できる可能性があるとしている[4]。その治療法としてリンパ管細静脈吻合術による早期リンパ浮腫および不顕性リンパ浮腫の完治例を報告している[5]が，first-lineとしての適切な治療法としてはいまだ確立されていない。

2. 鑑別診断

　陰部浮腫と鑑別を要する陰嚢疾患や陰茎疾患の診断では，疼痛と発熱が重要である。

・痛みや発熱を伴う場合：精巣炎（睾丸炎），精巣上体炎（副睾丸炎），精索捻転など
・痛みや発熱を伴わない場合：精巣腫瘍（睾丸腫瘍），浮腫，陰嚢水腫など

1 陰嚢水腫

　陰嚢水腫は，精巣を包む鞘膜の中に液が溜まった状態である。陰嚢水腫は生まれつき存在する場合も，後天的にできる場合もある。40歳を過ぎて発症することが多く，通常は原因不明である。しかし，精巣の疾患（外傷，精巣上体炎，がんなど）が原因で生じることもある。多くの場合には症状はみられず，精巣周辺に痛みのない腫れが生じる。陰嚢水腫や精索水瘤では透光性があるが，超音波検査による診断が確実である。診断時は，鼠径ヘルニア（いわゆる脱腸）と間違わないように注意が必要である。ほとんどの陰嚢水腫は治療は不要である。ただし，疼痛など有症状の陰嚢水腫や，非常に大きい陰嚢水腫では手術で根治させる選択もある。穿刺吸引の効果は一時的で，再貯留することが多い。

2 精巣上体炎

　尿道や前立腺の感染が精管経由で，精巣上体まで及んだ時に発症する。痛みを伴う陰嚢部の腫脹で，発熱を伴い急激に発症することが多いのが特徴である。精巣の下側や側方に接して硬結が触れ，圧痛が著明である。通常，細菌感染が原因で生じる。手術や膀胱へのカテーテル挿入が原因となったり，尿路の感染が広がって炎症を起こすこともある。尿道から細菌が侵入するのが原因であるが，尿道炎の症状が現れないことが多い。また，症状に乏しく精巣上体に無痛性の硬結を触れる時には，結核性の炎症も考えなくてはならない。超音波検査で，正常な精巣と血流が増加している腫大した精巣上体が観察される。治療は，抗生物質や抗菌薬の投与を行う。また陰嚢を挙上して冷やし，安静にしていることが勧められる。

3 陰茎の炎症

　陰茎の炎症は，真菌感染症，性感染症（sexually transmitted infections；STI），疥癬などの感染症が原因で起こる。また，閉塞性乾燥性亀頭炎など，感染症以外の皮膚疾患も原因になる。炎症は痛み，かゆみ，赤み，腫れを引き起こし，悪化すると尿道狭窄の危険性が高まる。亀頭包皮炎はしばしば亀頭炎から始まる。亀頭包皮炎は包皮輪が狭い包茎や，糖尿病の患者によくみられる。通常は，身体診察の結果に基づいて診断する。真菌感染症やSTIの検査も実施する。炎症の原因が判明したら，その原因を治療する。閉塞性乾燥性亀頭炎（硬化性萎縮性苔癬）は慢性的な炎症により，陰茎の先端付近の皮膚が硬く白くなった場合に起こる。外尿道口がこの硬く白い組織で囲まれると，やがて尿や精液の流出が障害される。炎症は抗菌薬または抗炎症薬のクリーム剤で緩和されるが，外尿道口を開通させる必要がある場合は，手術が行われる[6]。

4 嵌頓包茎

　嵌頓包茎は，翻転した包皮を戻すことができなくなった状態であり，陰茎の浮腫・腫脹と間違われることが多い（図1）。医療上の処置（カテーテル挿入など）の際や子供の陰茎を清潔にする際，包皮を翻転したままにしていた場合によく起こる。めくれた包皮の位置で圧力が増し，亀頭が腫脹して包皮が元に戻らなくなる。圧力で血流が妨げられるので，包皮を戻さないと亀頭が壊死するおそれがある。応急処置では，手で亀頭を圧迫して収縮させ，包皮を元に戻す。この処置がうまくい

図1　嵌頓包茎

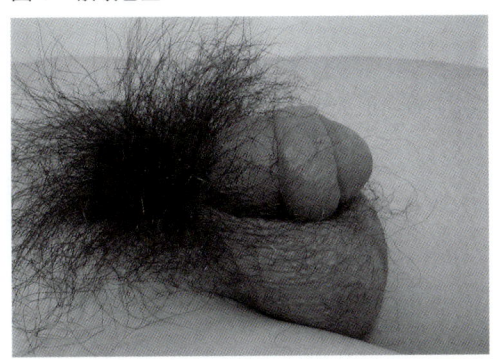

かない場合，局所に麻酔を行い，包皮に切開を入れて締め付けを緩和し，包皮を戻し，圧迫を解除する。

3. 評価と検査

　下腹部および陰部は浮腫を自覚しづらく，患者・医師双方とも"太っただけ"と誤解していることが多い。陰部浮腫を自覚している場合は，排尿障害やリンパ漏を合併していることが多いため，浮腫自覚前に陰部リンパ浮腫の早期の診断が重要であるとされている[2-4]。

　浮腫の原因の診断は，症状と身体診察所見に基づいて行う。血液検査を行って，貧血の有無や肝機能・腎機能の評価，甲状腺機能の評価，電解質のバランスや低蛋白や低アルブミンの有無を確認する。画像検査では，胸部単純X線検査で胸水や肺水腫の有無を確認する。CTやMRIでは腫瘍の進行状況や腹水の有無などを確認する。さらに，皮膚肥厚やリンパ浮腫に特徴的なハニカムパターン（皮下組織の蜂の巣状変化）を評価するほか，鼠径部，骨盤，腹部の腫瘍によるリンパ管閉塞の有無を確認する。脂肪性浮腫とリンパ浮腫との鑑別にも有用である。超音波検査では，皮膚肥厚や組織線維化などの，患部局所の組織の状態を評価する。カラードップラー超音波検査では，DVTの有無や静脈還流も確認でき，静脈異常の有無を確認するには有用とされている。さらに，下肢の動脈の異常を評価し，末梢動脈閉塞疾患の疑いがある場合は，圧迫療法に制限が加わることもある。

　他にも，リンパ管シンチグラフィーや蛍光リンパ管造影法など，リンパ浮腫の確定診断に有用とされている方法がある。リンパ管シンチグラフィーはリンパ浮腫の確定診断を得るために最も有用で，国際リンパ学会でも推奨される標準的な診断法である。インドシアニングリーン（ICG）リンパ管造影は，被曝することなくリアルタイムに表層のリンパ流を可視化でき，リンパ管の弁逆流に伴う皮膚逆流はリンパ浮腫に特有の所見とされている。容積の小さい陰部リンパ流の評価ではリンパ管シンチグラフィーより詳細なリンパ流の評価が可能であり，より有用とされている[7]。いずれもリンパ浮腫の診断として保険収載されておらず，簡便な検査法とはいえないのが現状である。

4. 治　療

　陰部浮腫の治療としては，浮腫自体が日常生活動作（ADL）低下の原因であれば，浮腫そのものに対する治療が必要となる．がん治療後に発症することがある一般的なリンパ浮腫に対しては，国際リンパ学会で推奨されている治療法がある．また日本では，複合的理学療法（combined physical therapy；CPT）を中心とした保存的治療が推奨されている．しかし，エビデンスの認められた治療法はなく，経験的に工夫しながら複合的治療に準じた方法で行っている．複合的治療には，浮腫の悪化を防ぐ日常生活の指導に始まり，スキンケア，圧迫療法，用手的リンパドレナージ（manual lymph drainage；MLD），圧迫したうえでの運動療法などが含まれる．とりわけ，陰部（生殖器）のリンパ浮腫は，重度の障害をもたらし，管理も困難である．感染の徴候を細かくモニタリングしつつ，入念なスキンケアの実施が重要である．MLDおよびSLD（self lymph drainage，簡易リンパドレナージまたは自己マッサージ）が治療の中心となる．陰部のリンパ浮腫と下肢リンパ浮腫を併発している場合は，下肢浮腫の治療によって陰部浮腫が悪化することがある．この場合は，MLDによって根幹となっているリンパ管からの排出を促進させることが重要である．女性の肥厚，腫脹した外性器を治療する場合は，凹凸をかたどったうっ滞パッド（フォームパッド）を併用した特別な弾性着衣が有用である．男性には非弾性包帯を用い，さらに自己包帯法を習得してもらい，腫脹の程度によってはサポート力のあるぴったりしたショーツ（サイクルショーツ）が役立つことがある．

　薬物療法としては，漢方薬（柴苓湯，五苓散，牛車腎気丸など[8]）や漢方以外の薬物（クマリンやフラボンとその誘導体を含むベンゾピロン類）を使用したという報告があるが，いずれも有効性や効果について十分に確立されたものはない[9]．リンパ浮腫診療ガイドラインにおいても，薬物療法に関しては，推奨グレードは低く，まずは複合的治療を優先し，効果が不十分な場合に限り使用を考慮するとされている．

　リンパ浮腫の細かい評価法や各治療法に関しては，リンパ浮腫診療ガイドライン2014年版[10]や成書[11]を参考にしていただきたい．

まとめ

　一般的に終末期にみられる浮腫は，低蛋白血症や循環障害などによる全身性の浮腫を合併しているために，四肢のみならず体幹にまで及ぶことが多い．これらの浮腫が日常生活に及ぼす影響は大きく，さまざまな苦痛を引き起こす．容姿の変貌や日常活動の制限に伴う孤独感などの精神的苦痛や，皮膚の異常感覚，炎症に伴う発熱，神経障害性疼痛を含めた痛みなどの身体的苦痛が挙げられる．浮腫の治療の基本は，原疾患の治療が優先され，疾患の進行程度や合併症の有無を確認したうえで，原疾患の継続的な治療を補足する対症療法としての位置づけである．あくまでも，がん治療の補完的な治療として，できる限りの現状の改善と維持を図ることでのQOLの改善と維持を目指し，長期的な介入が必要となる．

（塩井康一）

【文 献】

1) 小川佳宏．終末期浮腫．総合リハ 2012；40：1219-25
2) Whitaker J. Best practice in managing scrotal lymphedema. Br J Community Nurs 2007；12 (Suppl 5)：S17-21
3) McDougal WS. Lymphedema of the external genitalia. J Urol 2003；170：711-6
4) 山本　匠，成島三長，光嶋　勲．ICG リンパ管造影を用いた下腹部・陰部リンパ浮腫評価．静脈学 2014；25：43-7
5) Koshima I, Narushima M, Yamamoto Y, et al. Recent advancement on surgical treatments for lymphedema. Ann Vasc Dis 2012；5：409-15
6) 大森正治，山口都美彦．閉鎖性乾燥性亀頭炎．泌尿紀要 1960；6：387-9
7) Yamamoto T, Yamamoto N, Yoshimatsu H, et al. Indocyanine green lymphography for evaluation of genital lymphedema in secondary lower extremity lymphedema patients. J Vasc Surg Venous Lymphat Disord 2013；1：400-5
8) 阿部吉伸，小杉郁子，笠島文成，他．リンパ浮腫と漢方．Prog Med 2003；23：1538-9
9) Loprinzi CL, Kugler JW, Sloan JA, et al. Lack of effect of coumarin in women with lymphedema after treatment for breast cancer. N Engl J Med 1999；340：346-50
10) リンパ浮腫研究会 編．リンパ浮腫診療ガイドライン 2014 年版．東京，金原出版，2014
11) The Lymphoedema Framework, eds. Best practice for the management of lymphoedema. London, Medical Education Partnership, 2006
http://www.woundsinternational.com/media/issues/210/files/content_175.pdf

6 尿路感染症

はじめに

　尿路感染症は一般的な感染症であり，本来無菌である尿路に病原微生物が侵入したために惹起される。尿路感染症は感染臓器により膀胱炎，腎盂腎炎，前立腺炎，精巣上体炎などに分類される。それぞれ急性，慢性炎症がある。基礎疾患の有無により複雑性，単純性に分類される。

1 緩和ケアを受けている患者の尿路感染症の特徴

　緩和ケアを受けている患者における尿路感染症を取り扱う場合，抵抗力が低下している患者背景を理解しておく必要がある。一般に高齢者が多く，基礎疾患の治療歴が長く，十分な栄養がとれず低栄養状態が続いていることも多い。化学療法や放射線治療による直接の骨髄抑制や，がん治療や緩和医療として長期にステロイドが投与されている場合は免疫抑制状態が基礎にあることが多く，感染のリスクが高いと推定される[1]。高齢者であれば尿路感染症に罹患しやすい身体的背景があり，敗血症にもなりやすい。高齢者の敗血症の致死率は10〜30%とされ重篤になりやすい[2]。抵抗力の低下した高齢終末期がん患者を含めて，緩和ケアを受けている患者では，しばしば易感染状態にあり，尿路感染に限らず広い範囲の感染症を合併しやすい[1,3]。緩和ケアを受けている患者の尿路感染症による死亡リスクを減らすためには感染を予防し，早期に診断し適切に治療する必要がある。

1. 病態生理

　病態による一般的分類では，尿路基礎疾患の有無により単純性と複雑性に分類される。単純性尿路感染症は尿路に基礎疾患がない状態で発症する尿路感染である。緩和ケアの対象になる症例では易感染状態による単純性尿路感染症に罹患するリスクも高い。

　複雑性尿路感染症は尿路に基礎疾患があり，解剖学的構造あるいは機能の異常を背景に尿流の障害がある状態や，感染防御機構が破綻した患者に生ずる尿路感染症である。腫瘍による尿路閉塞があれば尿が停滞し感染が生じやすい。骨盤内臓器の尿路外腫瘍が浸潤し，尿路と交通すれば本来無菌である尿路に細菌が流入する機会も増加しうる。

　緩和ケアを受けている患者では膀胱留置カテーテル，尿管ステントカテーテル，腎ろうなどがしばしば挿入されているが，このようなカテーテルに起因する複雑性尿路感染も生じやすい。複雑性尿路感染症の治療は尿路の基礎疾患の治療が感染制御において重要である。ところが緩和ケアを必要とする患者では，尿路の解剖学的構造に異常を来す悪性腫瘍などの基礎疾患の治療そのものが困難な場合が少なくない。さらに緩和ケアにおける複雑性尿路感染症では治療歴の長さから耐性菌も多

く，治療困難な場合も多い。

2. 原因菌（病因）

　尿路感染症の多くは，外尿道口から侵入した細菌が尿路を逆行性に感染し，炎症を起こす「上行性感染」による[3,4]。特に女性は尿路感染症に罹患しやすい。血行性感染は黄色ブドウ球菌など特定の細菌や真菌によるものが知られている。尿道カテーテルが留置されている患者や，先に尿路感染症の治療が行われた患者では，*Candida* 属の菌が起炎菌である可能性がある。

　単純性尿路感染症の起炎菌は大腸菌が全体の75〜90％を占める。単純性尿路感染症の5〜15％でその他の菌が検出される。複雑性尿路感染症では単純性尿路感染症と異なり，多種の細菌が原因菌となりうる，感染徴候を欠く無症候性細菌尿も観察される。薬剤耐性菌の分離頻度も高い。大腸菌，腸球菌，緑膿菌が3大原因菌であるが，その他のグラム陰性菌，表皮ブドウ球菌，メチシリン耐性黄色ブドウ球菌（MRSA）なども分離される。

3. 病態の評価

　緩和ケアを受けている患者は鎮痛薬やステロイドの投与により症状がマスクされていることがある。病状により侵襲的な検査などは制限されることも少なくないが，適切な治療を行うための情報を得るために侵襲の少ない検査を行い，感染臓器を特定し，原因菌を同定する必要がある。病原微生物もこれまでの治療歴により耐性傾向の微生物が原因になっていることがある。

　無症候性細菌尿は尿に一定量（10^5/mL）の細菌が存在するにもかかわらず，前述の尿路感染症に特異的な症状を示さない状態である。無症候性細菌尿は緩和ケアを受けている患者のみならず，健常女性，糖尿病患者でもしばしば観察され，神経因性膀胱や前立腺肥大症などの機能的または閉塞性の尿路疾患でも観察される[5]。尿道留置カテーテルを長期間留置されている患者では例外なく無症候性細菌尿が認められる[6]。一般的にみられる無症候性細菌尿は治療を必要とする病状を呈さないことが多い。多くの場合，積極的な細菌学的スクリーニングも抗菌薬による治療も推奨されない[7]。尿路に侵襲的手術を受けている状態の患者や，膀胱尿管逆流を有する小児でなければ通常臨床では無症候性細菌尿の病的意義は少ない。

　一方，抗がん剤投与により重度の免疫抑制状態にある患者では，積極的な細菌学的スクリーニングと治療が必要である。膿尿が明らかであり，発熱や疼痛などの尿路感染による臨床症状がある場合は empiric な抗菌薬治療が行われる。ただし，緩和ケアを受けている終末期がん患者では，患者の予測される予後，抗菌薬投与，投与経路，侵襲的インターベンションの可否や意義を主治医と緩和ケアに関わるチームで十分に検討し，感染症の治癒を目指すか症状緩和がゴールなのか，治療方針を話し合う必要がある[8]。

4. 症状と検査

1 症　状

　典型的な急性尿路感染症の症状としては，急性膀胱炎では頻尿，尿意切迫感，排尿終末時痛などが観察される．急性単純性腎盂腎炎では悪寒，発熱，感染側の腰背部叩打痛，嘔気，嘔吐などが観察される．高齢者では，急性腎盂腎炎が発生しても尿路の異常を疑わせるような症状に乏しいこともあり，せん妄や敗血症の原因を精査して初めてさまざまな尿路感染が明らかになることがあるので観察に注意を要する．複雑性尿路感染症では基礎疾患の症状に加え，膀胱炎，腎盂腎炎それぞれにおいて，単純性と同様の症状がみられるが，無症状に近いものから，強い症状を呈するものまで幅が広い．

2 尿検査

　臨床症状で尿路感染を疑われた場合，検尿を実施する．尿沈渣あるいは非遠心尿の計算盤鏡検で前者では 5 WBCs/400 倍視野以上，後者では 10 WBCs/μL 以上を有意の膿尿と判定する．末梢血血液一般検査，CRP 定量を行っておく．

　尿培養は 10^4 CFU/mL 以上であれば有意な細菌尿と判定する．基礎疾患の有無や尿路閉塞の診断には腹部超音波検査，仰臥位腹部単純撮影，X 線 CT などが必要である．これらの各種画像診断は重度の上部尿路感染である気腫性腎盂腎炎，膿腎症などの診断にも有用である．

3 検体の採取（図 1）

　適切な尿検体を採取することは培養検査のうえで重要である．清潔に中間尿を採取することは非侵襲的であり，カテーテル挿入による逆行性感染のリスクも発生しない．男性女性ともに衛生的に中間尿を採取する注意が必要である．患者自身が疾病のために排尿できない場合や，採取した中間尿の汚染が疑われる場合には，清潔操作下で導尿が実施される．尿道周囲の細菌叢による偽陽性を防止するためには，導尿カテーテル尿の最初の数 mL は検査に提出しない．

　膀胱留置カテーテルが留置され閉鎖式集尿バッグに接続されている場合には，無菌操作でポートから採取する．長期に留置したカテーテルは細菌がバイオフィルム*を形成しているため，カテーテルから流出した尿は検体として適切でない場合がある．そのため，新しいカテーテルに交換した後に検体を採取するほうがよい．

*：バイオフィルム
微生物が自身の産生する粘液とともに作る膜状の集合体。多糖類・フィブロネクチン・ビトロネクチンなどから形成され，抗生物質やリンパ球の菌への接近を妨げ，難治性感染症の原因となる。

5. 治療の解説

　抗菌薬の多くは腎排泄型であり，尿中濃度も高いレベルで推移するため，主に原因菌の薬剤感受性と安全性が抗菌薬選択の基準となる[9]．表 1〜4 に各尿路感染症の治療に使用される代表的抗菌薬の用法用量を記載した．ただし緩和ケアを受けている患者の背景は多彩であり，腎機能や全身状態に応じて用法用量に工夫が必要である．

図1 検体の採取

```
           中間尿採取
          ／      ＼
       できる      できない
                  ／      ＼
        清潔操作で導尿       膀胱留置カテーテルを
       （最初の数mL        留置
        は検査に提出しない）    ／      ＼
                        短期留置例      長期留置
                         ↓             ↓
                   閉鎖式集尿バッグに接続さ   新しいカテーテルに交換した後
                   れている場合には無菌操作   に無菌操作でポートから尿を採
                   でポートから尿を採取する   取する
```

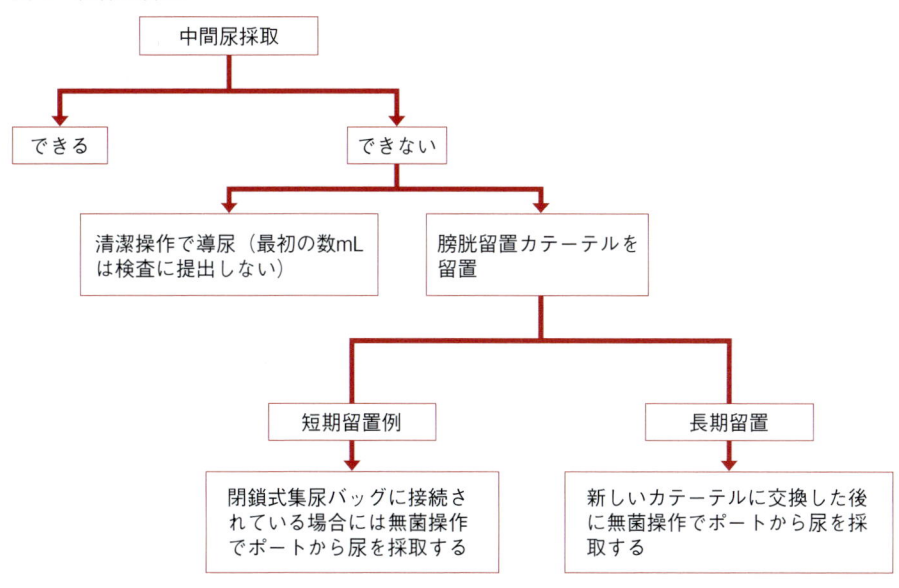

表1 急性単純性膀胱炎で推奨される治療薬

	一般名（略語）	投与経路	用量/回	回数/日	期間
第一選択	レボフロキサシン（LVFX）	経口	500 mg	1回	3日間 注1)
	シプロフロキサシン（CPFX）	経口	200 mg	2～3回	3日間 注1)
	トスフロキサシン（TFLX）	経口	150 mg	2回	3日間 注1)
第二選択	セファクロル（CCL）	経口	250 mg	3回	7日間
	セフジニル（CFDN）	経口	100 mg	3回	5～7日間
	セフカペン ピボキシル（CFPN-PI）	経口	100 mg	3回	5～7日間
	セフポドキシム プロキセチル（CPDX-PR）	経口	100 mg	2回	5～7日間
	ホスホマイシン（FOM）	経口	1 g	3回	2日間 注2)
	ファロペネム（FRPM）	経口	200 mg	3回	7日間 注2)

注1) グラム陽性球菌が疑われる場合，または検出されている場合．
注2) Extended-spectrum β-lactamase（ESBL）産生菌が疑われる場合，または検出されている場合．
〔JAID/JSC 感染症治療ガイド・ガイドライン作成委員会 編．JAID/JSC 感染症治療ガイド 2014, ライフサイエンス出版，2014；p204 [12)]より引用改変〕

1 単純性尿路感染症

1）急性単純性膀胱炎の治療（表1）

　急性単純性膀胱炎では，治療方法はニューキノロン系薬ならば3日間，経口セフェム系薬は7日間投与が勧められる[10)]。高齢者および*Staphylococcus saprophyticus*分離症例では1週間投与を考慮する。症状と膿尿の消失をもって投薬終了の目安とする[9)]。

2）急性単純性腎盂腎炎の治療（表2）

　中等症までは経口薬で治癒可能である。第一選択はニューキノロン系薬である。

表2　急性単純性腎盂腎炎で推奨される治療薬

軽症・中等症[注1]					
	一般名（略語）	投与経路	用量/回	回数/日	期間
第一選択	レボフロキサシン（LVFX）	経口	500 mg	1回	7〜14日間
	シプロフロキサシン（CPFX）	経口	200 mg	3回	7〜14日間
	トスフロキサシン（TFLX）	経口	150 mg	3回	7〜14日間
	シタフロキサシン（STFX）	経口	100 mg	2回	7〜14日間
第二選択	セフジトレン ピボキシル（CDTR-PI）	経口	200 mg	3回	14日間
	セフカペン ピボキシル（CFPN-PI）	経口	150 mg	3回	14日間
	セフポドキシム プロキセチル（CPDX-PR）	経口	200 mg	2回	14日間

重症[注1]・[注2]					
	一般名（略語）	投与経路	用量/回	回数/日	
第一選択	セフォチアム（CTM）	点滴静注	1〜2 g	3〜4回[注3]	
	セフトリアキソン（CTRX）	点滴静注	1〜2 g	1〜2回	
	セフタジジム（CAZ）	点滴静注	1〜2 g	3回[注3]	
第二選択	アミカシン（AMK）	筋注または点滴静注	200〜400 mg	1回	
	パズフロキサシン（PZFX）	点滴静注	1,000 mg	2回[注4]	
	タゾバクタム/ピペラシリン（TAZ/PIPC）	点滴静注	4.5 g	3回	
	メロペネム（MEPM）	点滴静注	1 g	3回	

注1）empiric therapy で3日間無効ならば、尿培養・薬剤感受性試験により definitive therapy に切り替える。
注2）解熱など症状寛解後24時間をめどに経口抗菌薬に切り替え、合計で14日間投与する。
注3）2 g・3回/日以上は保険適用外。
注4）保険適用は敗血症合併例に限る。
〔JAID/JSC 感染症治療ガイド・ガイドライン作成委員会 編．JAID/JSC 感染症治療ガイド2014，ライフサイエンス出版，2014；pp207-8 [12]）より引用改変〕

　新経口セフェム系薬の選択も可能である。一般に急性単純性腎盂腎炎への抗菌薬投与は7〜14日間とされているが[11]）、ニューキノロン系薬投与により速やかに臨床症状が改善する場合は7日間の投与で治療を終える。

　重症例では第一，第二世代までのセフェム系薬あるいはβ-ラクタマーゼ阻害薬配合ペニシリン系薬の静脈内投与を第一選択とする。アミノグリコシド系薬の併用も考慮に値する。解熱後に経口ニューキノロン系薬か新経口セフェム系薬に切り替える。症状および膿尿，細菌尿消失，末梢白血球数の正常化をもって終了の目安とする[9]）。

　単純性尿路感染症の場合，急性膀胱炎は1〜2日，腎盂腎炎では3〜5日以内で臨床症状の改善を認めるが，臨床現場で症状の改善を認めず抗菌薬治療が無効と判断された場合には，尿細菌培養と薬剤感受性をもとに薬剤を変更する。尿路系基礎疾患が存在し複雑性尿路感染症になっていないか鑑別が必要である。ステロイドの長期投与例や糖尿病合併例では重症化しやすいので，注意が必要である。

2 複雑性尿路感染症（カテーテル非留置症例）

　前立腺肥大症，前立腺がん，膀胱がん，神経因性膀胱，尿道狭窄，膀胱結石などの尿路系基礎疾患，糖尿病，ステロイド，抗がん剤投与による全身感染防御の低下により複雑性膀胱炎を起こしやすく，再発・再燃を繰り返しやすい。

1）複雑性膀胱炎の治療

　複雑性膀胱炎では基礎疾患の管理が必要であり，抗菌薬治療はむしろ補助的である。基礎疾患の治療により緩和ケアの質が向上する場合は，患者負担に配慮のうえ基礎疾患の治療を行う。尿閉に合併した感染は膀胱留置カテーテルなど尿閉の治療を行いつつ感染の制御を行う。新経口セフェム系薬や経口キノロン系薬など抗菌スペクトラムが広く抗菌力に優れている薬剤を選択し，薬剤感受性検査成績の判明後はその結果に基づいて薬剤選択を行う[12]。

2）複雑性腎盂腎炎の治療（表3）

　上部尿路閉塞に尿路感染が合併する場合は，尿路閉塞の解除を行わない限り感染の制御は困難である。放置すれば重症化することがあるので，抗菌薬投与のみならず泌尿器科医に相談し，水腎症，膿瘍形成，ガス産生などを早急に診断してドレナージ*など泌尿器科的処置を行い尿路閉塞の解除に努める[12]。

3）ウロゼプシス（尿路性敗血症）（表4）

　ウロゼプシスは尿路感染症により生じた敗血症と定義されることが多いが，尿路に対する操作後に発症したものを含むことが一般的である。腎杯と前立腺部尿道では粘膜下から細菌が直接静脈に流入しやすいという解剖学的特徴があることから，ウロゼプシスは尿路留置カテーテルに関連したものが多い。ウロゼプシスでは尿流の停滞を解除しなければ治癒に至らない場合がある[12]。腹部超音波検査や腹部CT検査で水腎症，膿瘍形成，ガス産生などが観察される場合，尿管ステントの留置や経皮的腎ろう造設などの泌尿器科的ドレナージが早急に必要である[12]。

*：ドレナージ
体内に貯留した血液，尿，浸出液，膿などを体外に導く方法。

まとめ

　緩和ケアを受けている患者の場合，発熱などの臨床症状が顕著であっても，それが尿路感染に起因するものか，腫瘍に起因するものか判定することはしばしば困難である。緩和ケア領域の患者に対する抗菌薬投与の是非は議論の対象となる[13-16]。緩和ケアで感染が確定した症例に抗菌薬を投与するか否か決定する場合，症状緩和ができるか否かが指標となる。症状緩和の視点では，終末期がん患者であっても抗菌薬投与は尿路感染症の治療に有用である[13,17,18]。

　健常者の尿路感染症においては豊富なエビデンスに立脚した検査方法[3]，推定される病原微生物，推奨される治療薬[8,9,12]が知られている。緩和ケアを受けている患者では，長い闘病歴，栄養状態の悪化，ステロイドの投与などの影響があるばかりか，終末期の倫理的要件が加われば，症例背景が大変複雑になる。すなわち，特定臨床条件の患者群に分類することが困難であるため，緩和ケアを受けている患者の尿路感染症に特徴的な分離菌や特有の治療に関する質の高いエビデンスは不十分で

表3 複雑性腎盂腎炎で推奨される治療薬

軽症・中等症[注1]					
	一般名（略語）	投与経路	用量/回	回数/日	期間
第一選択	レボフロキサシン（LVFX）	経口	500 mg	1回	7～14日間
	シプロフロキサシン（CPFX）	経口	200 mg	3回	7～14日間
	トスフロキサシン（TFLX）	経口	150 mg	3回	7～14日間
	シタフロキサシン（STFX）	経口	100 mg	2回	7～14日間
第二選択	セフジトレン ピボキシル（CDTR-PI）	経口	200 mg	3回	14日間
	セフカペン ピボキシル（CFPN-PI）	経口	150 mg	3回	14日間
	セフポドキシム プロキセチル（CPDX-PR）	経口	200 mg	2回	14日間

重症[注1]・[注2]				
	一般名（略語）	投与経路	用量/回	回数/日
第一選択	セフタジジム（CAZ）	点滴静注	1～2 g	3回[注3]
	セフトリアキソン（CTRX）	点滴静注	1～2 g	1～2回
	タゾバクタム/ピペラシリン（TAZ/PIPC）	点滴静注	4.5 g	3回
第二選択	アミカシン（AMK）	筋注または点滴静注	200 mg	1回
	パズフロキサシン（PZFX）	点滴静注	1,000 mg	2回[注4]
	セフェピム（CFPM）	点滴静注	1～2 g	3回
	イミペネム/シラスタチン（IPM/CS）	点滴静注	0.5～1 g	2～3回
	メロペネム（MEPM）	点滴静注	0.5～1 g	2～3回
	ドリペネム（DRPM）	点滴静注	0.5 g	2～3回

注1）empiric therapy で3日間無効ならば，尿培養・薬剤感受性試験により definitive therapy に切り替える．
注2）解熱など症状寛解後24時間をめどに経口抗菌薬に切り替え，合計で14日間投与する．
注3）2 g・3回/日以上は保険適用外．
注4）保険適用は敗血症合併症例に限定される．
〔JAID/JSC 感染症治療ガイド・ガイドライン作成委員会 編．JAID/JSC 感染症治療ガイド2014，ライフサイエンス出版，2014；pp210-1 [12] より引用改変〕

表4 ウロゼプシスの治療において推奨される治療薬

一般名（略語）	投与経路	用量/回	回数/日
セフタジジム（CAZ）	点滴静注	1～2 g	3回[注1]
メロペネム（MEPM）	点滴静注	1 g	3回
ドリペネム（DRPM）	点滴静注	0.5～1 g	2～3回[注2]
イミペネム/シラスタチン（IPM/CS）	点滴静注	0.5 g	4回
タゾバクタム/ピペラシリン（TAZ/PIPC）	点滴静注	4.5 g	3回
パズフロキサシン（PZFX）	点滴静注	1,000 mg	2回
シプロフロキサシン（CPFX）	点滴静注	300 mg	2回

注1）2 g・3回/日投与は保険適用外．
注2）重症度に応じて2回よりも3回が推奨される．
〔JAID/JSC 感染症治療ガイド・ガイドライン作成委員会 編．JAID/JSC 感染症治療ガイド2014，ライフサイエンス出版，2014；p212 [12] より引用改変〕

ある.したがって,緩和ケア医療の現場で尿路感染症の検査・治療を実施するにあたっては,検査と侵襲的治療の意義とゴールを主治医と緩和ケアに関わるチームで十分に検討し,患者の意思を尊重したうえで実施することが望ましい.

(蜂矢隆彦)

【文 献】

1) Homsi J, Walsh D, Panta R, et al. Infectious complications of advanced cancer. Support Care Cancer 2000; 8: 487-92
2) Nicolle LE. Urinary tract infection in the elderly. J Antimicrob Chemother 1994; 33: 99-109
3) 高齢者の尿路感染症.単純性尿路感染症と複雑性尿路感染症.松本哲也,満田年宏,清田 浩 訳.CUMITECH 2C 尿路感染症検査ガイドライン,東京,医歯薬出版,2010; pp11-3
4) Barnett BJ, Stephens DS. Urinary tract infection: an overview. Am J Med Sci 1997; 314: 245-9
5) Nicole LE, Bradley S, Colgan R, et al. Infectious Diseases Society of America guidelines for the diagnosis and treatment of asymptomatic bacteriuria in adults. Clin Infect Dis 2005; 40: 643-54
6) Warren JW, Tenney JH, Hoopes JM, et al. A prospective microbiologic study of bacteriuria in patients with chronic indwelling urethral catheters. J infect dis 1982; 146: 719-23
7) Warren JW, Anthony WC, Hoopes JM, et al. Cephalexin for susceptible bacteriuria in afebrile, long-term catheterized patients. JAMA 1982; 248: 454-8
8) 緩和ケアにおける感染症診療のポイント.倉井華子,沖中敬二,岸田直樹,他 編.大曲貴夫 監.がん患者の感染症診療マニュアル改訂2版,東京,南山堂,2012; p66
9) 2-4. 内科系感染症.尿路感染症—急性単純性腎盂腎炎・膀胱炎.日本感染症学会,日本化学療法学会 編.抗菌薬使用のガイドライン,東京,協和企画,2005; pp138-40
10) Warren JW, Abrutyn E, Hebel JR, et al. Guidelines for antimicrobial treatment of uncomplicated acute bacterial cystitis and acute pyelonephritis in women. Infectious Diseases Society of America (IDSA). Clin Infect Dis 1999; 29: 745-58
11) Stamm EW. Urinary tract infections, pyelonephritis, and prostatitis. Fauci AS, Kasper DL, Longo DL, et al. eds. Harrison's Principles of Internal Medicine, 17th ed. New York, McGraw-Hill Professional, 2007; pp1820-7
12) 尿路感染症,性器感染症.JAID/JSC 感染症治療ガイド・ガイドライン作成委員会 編.JAID/JSC 感染症治療ガイド 2014,東京,ライフサイエンス出版,2014; pp203-19
13) Vitetta L, Kenner D, Sali A. Bacterial infections in terminally ill hospice patients. J Pain Symptom Manage 2000; 20: 326-34
14) Pereira J, Watanabe S, Wolch G. A retrospective review of the frequency of infections and patterns of antibiotic utilization on a palliative care unit. J Pain Symptom Manage 1998; 16: 374-81
15) Oneschuk D, Fainsinger R, Demoissac D. Antibiotic use in the last week of life in three different palliative care settings. J Palliat Care 2002; 18: 25-8
16) Nagy-Agren S, Haley H. Management of infections in palliative care patients with advanced cancer. J Pain Symptom Manage 2002; 24: 64-70
17) White PH, Kuhlenschmidt HL, Vancura BG, et al. Antimicrobial use in patients with advanced cancer receiving hospice care. J Pain Symptom Manage 2003; 25: 438-43
18) Clayton J, Fardell B, Hutton-Potts J, et al. Parenteral antibiotics in a palliative care unit: prospective analysis of current practice. Palliat Med 2003; 17: 44-8

7 尿路カテーテル管理

はじめに

　がん患者はがんの進行や罹患部位の障害に伴い，さまざまな生理機能や身体・精神機能が低下する。下部尿路機能もまたさまざまな原因で低下し，その結果，がん患者のみならず，家族や介助者，医療者が排尿管理において大きな悩みを抱えることが少なからずあり，排尿管理に関する理解と基本的な対応，および専門的な治療が必要とされる。さらに，排泄は人間の尊厳に関わる行為であり，排尿管理は可能な限り患者自身に委ね，周囲の介護者，医療者は患者の尊厳を損なわないように配慮しながら支援すべきものである。

　本項では，自力での尿排出が困難となり，医療的介入によりカテーテルが尿路に留置されたがん患者の排尿管理を取り上げ，がん患者に必要な具体的なケア・対応について，在宅医療の一環として行うべきことを中心に概説する。なお，これらの一部は専門医の管理下，または専門医が自ら行うべき医療行為を含むため，その適応や合併症への対応については，適宜，専門医に相談することが望ましい。

　尿路へのカテーテル留置は症状や疾患に対する治療の一環としてなされる処置であるため，本項では尿路カテーテルの種類別にその適応や管理法の実際について，予後が月単位と想定されるがん患者を念頭において概説する。

1. 尿路カテーテルの適応

1 尿道留置カテーテル（図1）

　男性下部尿路症状診療ガイドライン[1]，尿失禁診療ガイドライン[2]，女性下部尿路症状診療ガイドライン[3]を参考にした。

　尿道留置カテーテルは通常，急性尿閉への応急処置，慢性尿閉による腎機能低下や水腎症，全身管理が必要な重症疾患に対する一時的な処置として使用される。がん患者においては，これらに加えて，がんの進行，日常生活動作（ADL）の低下，内服困難などにより尿排出障害に対する専門的治療が困難になった患者などにも適応がある。一方，膀胱の蓄尿症状＊として頻尿や尿失禁に対する継続的な尿道留置カテーテルは，一般の病態では適応とはされないが，それらの症状緩和が行動療法や薬物療法で困難な場合や介護環境，患者の希望によっては適応となる場合もある。一般的に長期の尿道留置カテーテルは，留置の際の尿道損傷や膀胱結石を来す可能性があり，また尿路感染症や生活の質（QOL）の低下を招くため，積極的に推奨できる排尿管理法とは言い難いが，終末期がん患者ではリハビリテーションによるADLの改善や薬物療法による自排尿の改善が期待できないことが多く，尿道留置カテーテルの使用は患者や家族，介助者の排尿管理の悩みや苦痛，労力を軽減することもある。したがって尿道留置カテーテル挿入の際には，専門医に相談し，排尿状態を再評価したうえで尿道留置カテーテル法以外の排尿管理法を検討するとと

＊：**蓄尿症状**
尿の貯留時にみられる，頻尿，尿失禁，尿意切迫感などの症状。

図1　尿道留置カテーテル
（女性）　　　　　　　　　　　（男性）

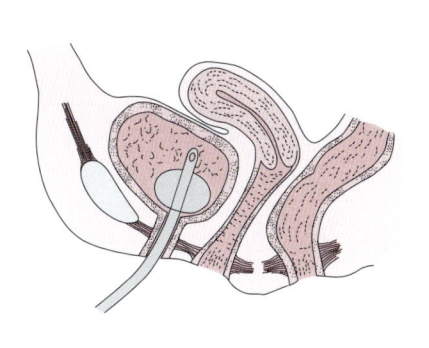

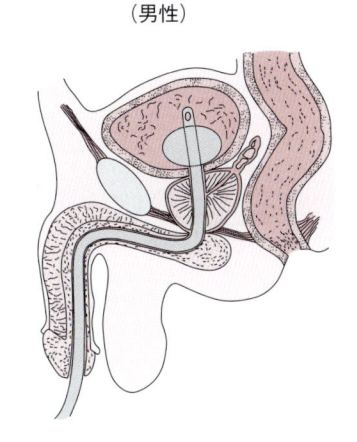

図2　がん患者における尿道留置カテーテルによる排尿管理フローチャート

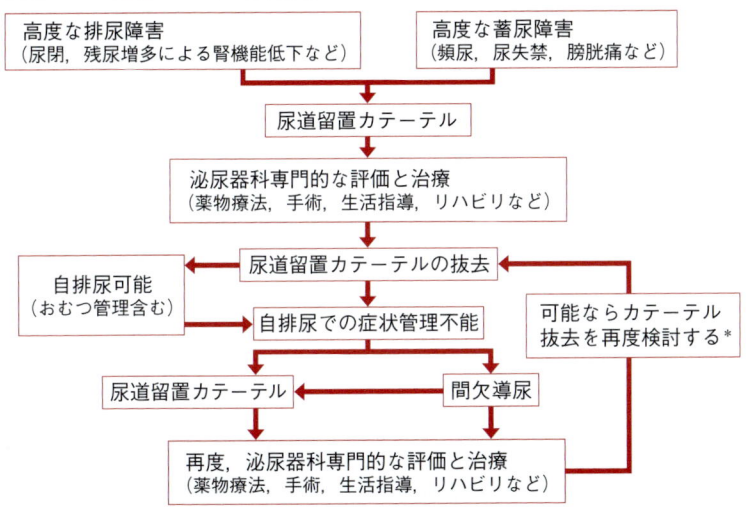

```
高度な排尿障害                    高度な蓄尿障害
(尿閉，残尿増多による腎機能低下など)  (頻尿，尿失禁，膀胱痛など)
              ↓
        尿道留置カテーテル
              ↓
      泌尿器科専門的な評価と治療
    (薬物療法，手術，生活指導，リハビリなど)
              ↓
        尿道留置カテーテルの抜去
   ↓          ↓                    ↑
自排尿可能    自排尿での症状管理不能    可能ならカテーテル
(おむつ管理含む)                     抜去を再度検討する*
          ↓         ↓
     尿道留置カテーテル  間欠導尿
              ↓
      再度，泌尿器科専門的な評価と治療
    (薬物療法，手術，生活指導，リハビリなど)
```

＊安易に尿道留置カテーテルを継続せず，患者の希望，ADL，介護環境に則し適切な排尿管理を決定する

もに，患者のQOLを尊重し，患者・家族の思いなどを傾聴し，患者が尿道留置カテーテルを排尿方法の選択肢の一つとして受容できるように，丁寧に説明するというプロセスを重ねることが重要である（図2）。

尿道留置カテーテル法の代替法として患者自身や介助者により間欠的に導尿を行う清潔間欠導尿法（clean intermittent catheterization；CIC）という排尿管理法がある（図3）。CICを行うには患者や介護者の清潔操作の理解や手技の習得が必要であり，また，適応の決定や導入時の指導，合併症対応については専門医に相談することが重要である。

2 膀胱ろうカテーテル（図4）

尿道からのカテーテル挿入が困難である場合，尿道留置カテーテルにより生じた

図3 清潔間欠導尿法（clean intermittent catheterization；CIC）
（女性）　　　　　　　　　　　　（男性）

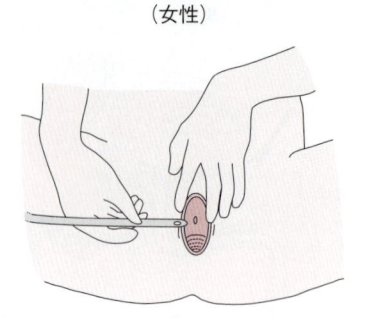

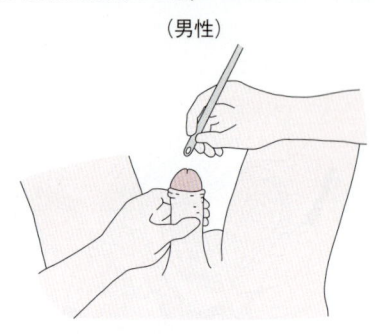

図4 膀胱ろうカテーテル
（女性）　　　　　　　　　　　　（男性）

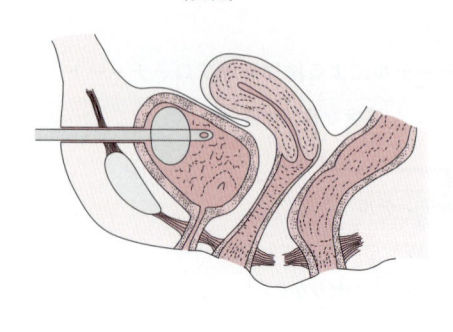

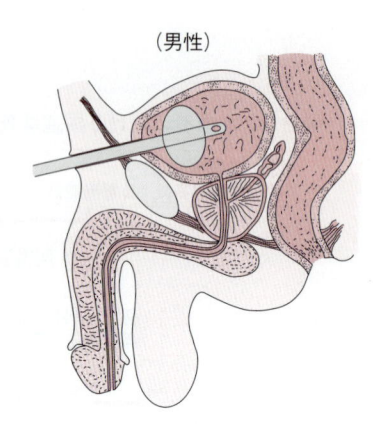

　尿道膀胱出血や尿道痛が高度である場合，外尿道口の裂傷や尿道陰茎陰嚢角部にろう孔形成などを来した場合，あるいは，これらの尿道合併症をあらかじめ回避するために選択される膀胱へのカテーテル留置法である。専門医により施術され，下腹部恥骨上より経皮的にカテーテルを刺入し，膀胱に留置するものである。陰部を晒すことなく，尿道を経由する際の苦痛もなくカテーテル交換ができる。尿道留置と比較して，カテーテル挿入は容易である。カテーテルの交換処置，合併症対応は専門医に相談して対応することが望ましい。

3 上部尿路カテーテル

　がんが進展して上部尿路閉塞を発症すると，腎機能低下，電解質異常，尿路感染，腰背部疼痛などを来す。一般的に上部尿路閉塞解除の適応は，①疼痛や有熱性尿路感染症などの有症状，もしくは腎機能障害のある場合，②無症状であっても腎機能の悪化を予防し，原疾患の治療を行うことで予後の改善が期待できる場合とされ，主治医と患者・家族との間で十分なインフォームドコンセントがなされたうえで，泌尿器科専門医により尿管ステントまたは腎ろうカテーテル留置が施術される。尿管ステントは体腔内留置（内ろうタイプ）であり（図5），腎ろうカテーテルは腰部皮膚から体外に出ている外ろうタイプである（図6）。尿管ステントか腎ろうカテーテルかの選択は，腫瘍の局在や進展度など個別の病態により，専門医が患者・家族の希望も考慮したうえで決定する（P36，Ⅱ-3 上部尿路閉塞・腎後性腎不全の項参照）。

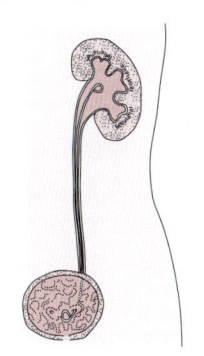

図5　尿管ステント　　図6　腎ろうカテーテル
　　　　　　　　　　　　（ピッグテイル型）　（フォーリー型）

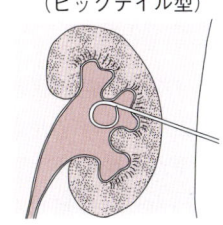

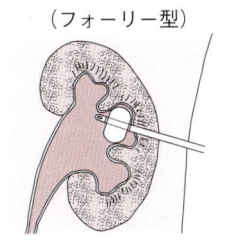

2. 管理の実際

1 尿道留置カテーテル

　尿道カテーテルにはさまざまな形状や材質，サイズがあるが，バルーン固定液容量が5〜10 mLの2wayタイプのフォーリー型カテーテルが頻用されている。太さは，14〜16 Fr.[*1] 程度のカテーテルを使用する。太いカテーテルは尿道を進展させ，虚血を来し合併症のリスクが高まる。通常2〜4週間ごとに交換される。

　主治医または看護師が交換するが，カテーテル挿入時には外尿道口を消毒し，ゼリーを十分につけ，先端のバルーンが膀胱内に間違いなく到達している状態まで丁寧に挿入し（外尿道口の位置で男性ならカテーテルの固定液注入ルート分岐部，女性なら先端から10 cm程度の部位まで），尿の排出を確認してから固定液（蒸留水を用いる）がスムーズに入ることを確認しつつ注入する。その後カテーテルをゆっくりと引き，止まる位置で体表（通常は下腹壁）に固定する。特に男性患者の場合は，留置カテーテルの球部〜振子部尿道への圧迫による尿道狭窄症や尿道皮膚ろうの発生を予防するためにカテーテルの腹壁固定は重要である。固定テープは皮膚刺激の少ないものを選択する。ADLに即してカテーテルの固定場所や蓄尿バッグの種類を工夫するが，歩行機能が保たれている場合は人目に立たない下肢装着型のレッグバッグや，両手が使えるように肩掛け式のバッグカバーのついたものも使用できる。臥床状態の患者ではカテーテルは下腹部に固定し，バッグは膀胱の位置より低くなるように設置する。シャワーや入浴もバッグにつないだままで実施する。局所のケアは，肛門も含めた陰部洗浄を入浴や全身清拭の際に行うが，長期留置患者では挿入部位の洗浄や消毒は，汚染が顕著でない場合は必ずしも毎日行う必要はない。

　時に採尿袋が紫色に変色する紫色採尿バッグ症候群[*2]（purple urine bag syndrome）など体外排出路が着色することがあるが，尿路感染や便秘，内服薬などによるものであり，尿道留置カテーテル患者では特に珍しいことではなく，尿路管理上の問題となることは少ない。

　カテーテル挿入部周囲から尿漏れがみられた場合は，カテーテルの閉塞を疑い，これが原因の場合にはカテーテルの交換を要する。カテーテルの閉塞がない場合は，少量ならば経過観察してよいが，頻繁におむつ交換が必要になるなど多量の場

[*1]：**Fr.（フレンチ）**
チューブ類の外径の直径を示すサイズ表示方法である。直径mm単位の3倍で表示される。18 Fr. サイズ＝（18÷3）＝直径6 mm

[*2]：**紫色採尿バッグ症候群**
尿道カテーテルを長期留置している患者にみられ，採尿バッグ（蓄尿バッグ）が紫色に染められる現象。尿中のインジカンが細菌によって色素になり，その色素が採尿バッグを染め上げる。

合には専門医に相談する。

2 膀胱ろうカテーテル

　膀胱ろうカテーテルは，通常バルーン固定液容量が3〜5 mLの2wayタイプの膀胱ろう用カテーテル，または腎盂用カテーテルが使用される。尿道の合併症を考慮しなくてもよいので，太さが20 Fr.程度のカテーテルも使用可能である。尿道留置用フォーリー型カテーテルは，バルーンの根元からカテーテル先端までの距離が長く，膀胱ろうに用いた場合には先端の側孔部が膀胱後壁や三角部から頸部に押しつけられて膀胱尿のドレナージ不良を来しやすいため，使用を控えたほうがよい。

　専門医自身，または専門医の指導下に担当医が交換するが，それ以外は尿道留置カテーテルと同様に管理する。カテーテル皮膚刺入部のケアは，通常1日1回，塩化ベンザルコニウム液で消毒後〔ポビドンヨード液（イソジン液）は皮膚粘膜障害があり，継続使用によりろう孔を拡大させる危険性があるため用いてはならない〕，ガーゼをあて，カテーテルをテープにて腹壁固定しておく。自然にカテーテルが抜けた時は，皮膚のろう孔が閉鎖してしまうので，速やかにカテーテルを再挿入する必要がある。

　なお永久的な膀胱ろう患者は身体障害者手帳の交付対象となり，日常生活用具に関する助成制度を利用することができる。

3 尿管ステント（図5）

　尿管ステントは，腎盂から膀胱に尿を輸送，通過させるための5〜6 Fr.の太さのカテーテルが用いられる。

　専門医が単純X線透視下で挿入，留置，交換する。通常2〜6カ月ごとに交換される。閉塞に伴う腎機能の悪化，有熱性尿路感染症を発症した際には速やかに交換する必要がある。

4 腎ろうカテーテル（図6）

　腎ろうカテーテルは，通常バルーン固定液容量が5 mL以下の2way腎盂用カテーテルが使用される。通常，専門医が単純X線透視下でピッグテイル型のカテーテルを経皮的に挿入し，後日ろう孔を拡張してフォーリー型に変更し，その後専門医または専門医の指導下に担当医が交換する。通常2〜4週間ごとに交換される。固定液容量が少ないため自然抜去の危険性が高いので，皮膚固定法などを工夫してカテーテルを管理する。自然にカテーテルが抜けた時は，皮膚のろう孔が閉鎖してしまうので，速やかにカテーテルを再挿入する必要がある。

　なお永久的な腎ろう患者は身体障害者手帳の交付対象となり，日常生活用具に関する助成制度を利用することができる。

5 3way尿道留置カテーテル

　尿路カテーテル留置中は，カテーテルと尿路粘膜との接触に伴う血尿が時々認められるが，尿流が保たれている限りは特に問題なく，凝血塊で閉塞しないように排液チューブをミルキング*（搾乳するように握ったり緩めたりする）する程度でよい。ただ，血尿が継続・増強し，閉塞を来す恐れがある場合には専門医に相談する

＊：ミルキング
排液チューブの中に溜まった液体（血尿，血液，リンパ液など）は，放置しておくと凝固しチューブに付着して閉塞してしまうため，チューブを手で揉んだり専用のローラーなどを使い閉塞を予防する処置のこと。ミルキングの際にはチューブを屈曲させないように注意する。

図7　3way尿道留置カテーテル

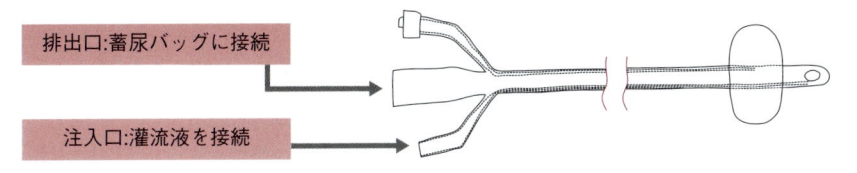

排出口:蓄尿バッグに接続

注入口:灌流液を接続

図8　膀胱持続灌流

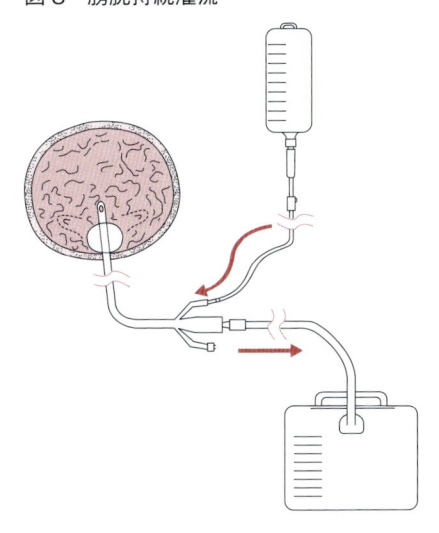

必要がある。膀胱出血が顕著な場合，膀胱タンポナーデを予防する目的で専門医により3wayタイプの尿道留置カテーテル（図7）が挿入され，生理食塩水による膀胱持続灌流が施行されることがある（図8）。

通常の尿道留置カテーテルは2wayタイプであるが，血尿により膀胱内に生じた凝血塊がカテーテル内腔を閉塞する危険がある際に，これを予防するために3wayタイプの尿道留置カテーテルが使用される（P14，Ⅱ-1 血尿の項を参照）。

まとめ

終末期においてカテーテルの閉塞がないにもかかわらず不可逆的な腎機能悪化により尿量が減少し，無尿状態に近づいた際には，患者の意思，全身状態，家族の希望を尊重してカテーテル抜去を検討することも必要である。

(中村一郎，後藤たみ)

【文献】
1) 日本排尿機能学会 男性下部尿路症状診療ガイドライン作成委員会 編. 男性下部尿路症状診療ガイドライン，東京，ブラックウェルパブリッシング，2008
2) 泌尿器科領域の治療標準化に関する研究班 編. EBMに基づく尿失禁診療ガイドライン. 東京，じほう，2004
3) 日本排尿機能学会 女性下部尿路症状診療ガイドライン作成委員会 編. 女性下部尿路症状診療ガイドライン. 東京，リッチヒルメディカル，2013

8 性機能障害

はじめに

　2015年7月に厚生労働省が発表した平成26年簡易生命表によると，日本人男性の平均寿命は80.5年，女性の平均寿命は86.8年となった．最近の平均寿命の延長は，男性はがんや肺炎，脳卒中による死亡が減ったこと，女性は心疾患や脳卒中，肺炎による死亡が減ったことによると考えられているが，いまだ日本人の約3人に1人は悪性新生物，いわゆる「がん」で死亡している．一方，がんの生涯罹患率は男性では62％，女性では46％とされており，これは本邦におけるがん治療の発達によるものと考えられる．実際，今まではがん治療に関する多くの臨床研究では，「治癒率（curative rate）」，「生存率（overall survival）」，「がん制御率（progression free survival）」などをエンドポイントとして評価されていた．しかし，がん患者の生存率が延長してきた昨今においては，生活の質（QOL）を重要視した治療，QOLをいかに向上させるかについても議論されるようになった．

　性欲・性活動は，食欲・睡眠欲とともにヒトが生きるうえでの必要な本能であり，いわば日常生活の一環として捉えれば，QOLの重要な1つの要素である．そういった意味では，がん患者における性に関する考慮は，QOLを考えるうえで重要である[1]．ことに欧米では性に対する意識は非常に高く，がん患者においても例外ではない．実際，泌尿器科領域で最も性機能と関連性が高い前立腺がんにおいては，性機能の保持を重要視して放射線治療（特に小線源療法）や勃起神経温存前立腺全摘出術を選択する患者は多い．一方，本邦においては性に関する羞恥心から，性に対する意識が高くなく，海外の諸国に比べると夫婦間の性行為頻度は極端に低い．特に，がん患者においては，病気を治す意識が高く，がんになってまでも性機能に執着するのはみっともないといった風潮が見受けられる．我々泌尿器科医としての日常臨床のなかでも，前立腺がんの治療方針について相談している際には，性機能温存についてはパートナーからも否定的な発言を聞くことが多い．そのため性に対する相談を医療従事者に伝えることができない現状であり，逆に性に関する相談，治療について知識をもっている医療従事者は少ない．

　本邦においてもQOLを重視するがん治療の意識が高まりつつある現在，性機能保持も重要になってくる可能性もあり，我々は性機能についても積極的に相談できる医療従事者であるべきと考える．本項では，がん患者における性機能障害，特にその主体をなす勃起障害（erectile dysfunction；ED）を中心に解説する．また，最近注目されてきた女性性機能障害についても言及したい．

1. 病態生理と原因

　がん患者における性機能障害（特にED）の要因について図1にまとめた．がん治療の主体は手術，放射線治療，抗がん剤治療であるが，EDと関連性があるのは

図1 がん患者における性機能障害の原因

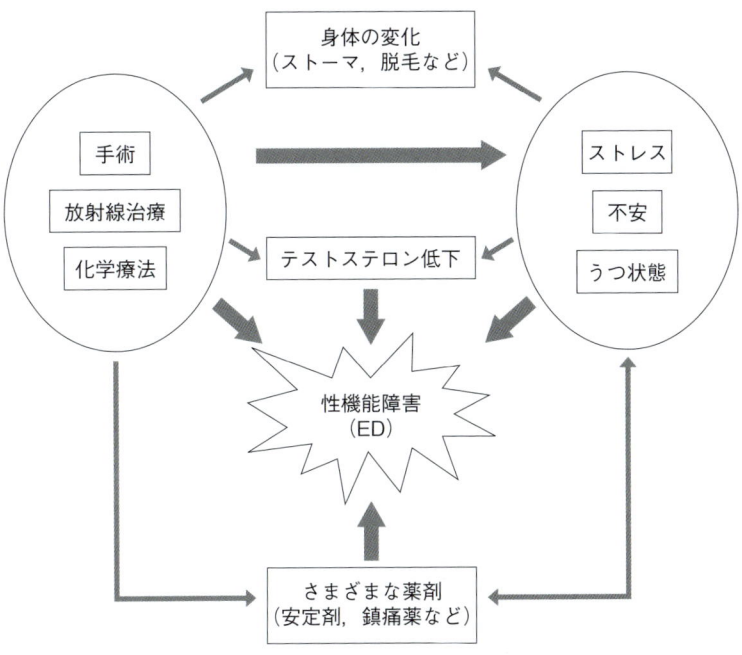

```
           身体の変化
         （ストーマ，脱毛など）
              ↑↑
    ┌─────┐      ┌─────┐
    │ 手術 │──→  │ストレス│
    │放射線治療│     │ 不安 │
    │化学療法│  ↓  │うつ状態│
    └─────┘テストステロン低下└─────┘
         ↘    ↓    ↙
           性機能障害
            （ED）
              ↑
         さまざまな薬剤
         （安定剤，鎮痛薬など）
```

主に骨盤内腫瘍（前立腺がん，膀胱がん，直腸がんなど）に対する手術，放射線治療である。また，あらゆるがん治療で汎用されている抗がん剤治療をはじめ，精神的ケアに使用される抗うつ薬・抗不安薬もEDと関連する[2]。

1 手術

勃起神経は直腸から前立腺の両側外側を走行し，尿道から陰茎へと網目のネットワーク状に広がっているため，前立腺全摘出術・膀胱全摘出術・直腸切除術などの根治手術によって，勃起神経や陰茎に分布する血管が障害されると，神経性ED（勃起神経が障害されることによるED）や血管性ED（血流障害によるED）が生じる。また，これらの障害が生じると，陰茎海綿体平滑筋のアポトーシスが誘導されることが動物実験でわかっており，実際に根治的前立腺全摘術6カ月後の陰茎海綿体生検で海綿体組織の線維化が報告されている[3]。

2 放射線治療

放射線治療に伴うEDが起こるメカニズムは十分には解明されていないが，前立腺外照射後に陰茎海綿体に流入する動脈血流の低下を認める報告が散在し，主に血管性EDと考えられている[4]。また，照射量とEDの発生頻度は相関する。

3 テストステロン低下と抗がん剤治療

男性にとって，テストステロンと性機能・性欲は密接に関連している[5]。実際，前立腺がんに対してアンドロゲン除去療法を行うと性機能低下を起こすことは，我々の日常診療でもよく遭遇する。動物実験でも去勢術を施行することにより勃起現象が消失し，テストステロン補充療法（testosterone replacement therapy；TRT）

表1　EDを引き起こす可能性のある薬剤

種類	内容
降圧薬	利尿薬（サイアザイド，スピロノラクトン） カルシウム拮抗薬 交感神経抑制薬，β遮断薬
精神神経用薬	抗うつ薬（三環系，SSRI，MAO阻害薬） 抗精神病薬 催眠鎮静薬（バルビツール系，ベンゾジアゼピン系） オピオイド
ホルモン薬	エストロゲン製剤 抗アンドロゲン薬 LH-RHアナログ
抗潰瘍薬	スルピリド，メトクロプラミド，シメチジン
脂質異常症治療薬	スタチン系 フィブラート系
呼吸器・アレルギー用薬	ステロイド剤 テオフィリン 抗コリン薬・β刺激薬 抗ヒスタミン薬 プソイドエフェドリン
その他	非ステロイド抗炎症薬（NSAIDs） プレバガリン トラマドール 抗がん剤（アルキル化剤など）

〔日本性機能学会ED診療ガイドライン2012年版作成委員会 編．ED診療ガイドライン2012年版，リッチヒルメディカル，2012；p25[2]より引用改変〕

を行うことにより勃起現象が回復することは多数報告されている[5,6]。

　抗がん剤治療はテストステロンを産生する精巣機能を低下させることが知られており，特に抗がん剤のなかで重要なのは，シクロホスファミドやイホスファミドなどのアルキル化剤である。アルキル化剤はDNA合成阻害作用があり，それによって細胞分裂が活発な精巣細胞（特にライディッヒ細胞）が障害されることにより，一過性ではあるがテストステロン分泌能が低下する。

　また，がんに伴う精神的ストレスもテストステロン低値の原因となる。

4 その他の薬剤

　抗がん剤以外にも，がん患者に対しては精神的ケアや鎮痛目的に多数の薬剤が使用されることが多い。EDに関連するとされる薬剤について，**表1**にまとめた[2]。

5 心因性

　がんに罹患した患者は，がん種にかかわらず自分の生命の危険や，治療に対する精神的ストレスが原因で性欲が低下したり，性行為を楽しむ余裕がなくなることがあり得る。また，膀胱がんや直腸がん手術後の人工肛門や尿路変向*に伴う体の変化が，性行為をためらわせる原因となり得る。

*：尿路変向
腎から尿管，膀胱，尿道を通して排尿されるという自然な状態から変更し，さまざまな方法で尿を体外に導くこと。手術が必要であり，腎ろう，膀胱ろう，回腸導管，尿管皮膚ろうなどの方法がある。

図2 性機能問診スコア

IIEF5 日本語版

最近6カ月で		
1．勃起を維持する自信の程度はどれくらいありましたか？	非常に低い	1
	低い	2
	普通	3
	高い	4
	非常に高い	5
2．性的刺激による勃起の場合，何回挿入可能な勃起の硬さになりましたか？	全くなし，またはほとんどなし	1
	たまに	2
	時々（半分くらい）	3
	おおかた毎回	4
	毎回またはほぼ毎回	5
3．性交中，挿入後何回勃起を維持することができましたか？	全くなし，またはほとんどなし	1
	たまに	2
	時々（半分くらい）	3
	おおかた毎回	4
	毎回またはほぼ毎回	5
4．性交中，性交を終了するまで勃起を維持するのはどれくらい困難でしたか？	ほとんど困難	1
	かなり困難	2
	困難	3
	やや困難	4
	困難でない	5
5．性交を試みたとき，何回満足に性交ができましたか？	全くなし，またはほとんどなし	1
	たまに	2
	時々（半分くらい）	3
	おおかた毎回	4
	毎回またはほぼ毎回	5

合計点 ＿＿＿＿点

設問2～5番目に0点（性的刺激はなかった，性交の試みなし）の選択肢が加わったものがSHIMスコアである。
〔日本性機能学会 ED診療ガイドライン2012年版作成委員会 編．ED診療ガイドライン2012年版，リッチヒルメディカル，2012；p104[2)]より引用〕

2．がん患者に生じたEDの評価と検査

1 問 診

EDを診察する際に行われることは，まず問診であり，「Sexual Health Inventory of Men（SHIM）」または「International Index of Erectile Function（IIEF）-5」という問診表をもとに行われる[2,7,8)]。全部で5項目あり，各項目の点数を合計し，その合計点数によってEDの疑いがあるかどうかをスクリーニングする（図2）。同時に病歴採取・がん治療の現状，身体所見，臨床検査などの基本評価を行う。

2 バイアグラテスト

問診でEDと診断された場合，まずはphosphodiesterase（PDE）-5阻害薬を投与し反応をみることが多く，診断と治療を兼ねている。心因性EDに対しては有効性が高く，器質性ED（神経性EDや血管性ED）に対して効果に乏しい。

3 テストステロン値の測定

午前中に総テストステロン値か遊離テストステロン値のいずれかを測定する。全例に対してホルモン検査をすることは推奨されず，性腺機能低下を疑う場合にホルモン値の評価を行う。

4 特殊診断検査

主に性機能専門医が行うもので，通常の日常診療のなかでは担がんED患者に行われることは少ない。

1）夜間勃起現象

スタンプタスト，ジェクスメータ，リジスキャンプラスなどを用いて生理的な夜間勃起現象の有無，程度を評価する。心因性EDと器質性EDの鑑別に有用である。

2）PGE_1の陰茎海綿体注射

プロスタグランジン E_1（PGE_1）を陰茎海綿体に注射し，勃起誘発の有無を調べる。通常であれば注射後10分以内に勃起が発現し，30分以上持続する。反応が不十分の場合，血管性EDを示唆する。

3. がん患者に生じたEDに対する治療

1 十分なカウンセリング

がん患者においてはさまざまな不安，ストレスからうつ状態を来している場合が多い。また，そもそもEDに対する訴えを言い出せていないケースも存在するため，患者の訴えを十分に傾聴し，カウンセリングすることが必須である。

2 PDE-5阻害薬

本邦では，シルデナフィルクエン酸塩（バイアグラ®），バルデナフィル塩酸塩水和物（レビトラ®），タダラフィル（シアリス®）の3剤が使用可能である（表2）。3剤ともに国内外で十分な有効性・安全性が確認されており，PDE-5阻害薬はEDに対する第一選択の治療法である。がん患者においては，心因性EDに対しては高い有効性が期待されるが，逆に手術に伴うEDに対しては有効性に乏しい。放射線治療に伴うEDに対してはある程度の効果を示す。しかし，注意すべきなのは，性的刺激がないと勃起が誘発されないため，薬剤などが原因の性欲低下に伴うEDに対しては無効である。

3 陰圧式勃起補助器具

陰茎に陰圧をかけて陰茎内に血流を吸引した後，陰茎基部にゴムバンドをまいて血流を停滞させて疑似勃起状態を引き起こす器具である。一般的に有効性は高い

表2　3種類のPDE-5阻害薬の比較

パラメータ	シルデナフィル	バルデナフィル	タダラフィル
規格	25, 50 mg	5, 10, 20 mg	5, 10, 20 mg
C_{max}（μg/L）	192	18.35	292
T_{max}（h）	0.9	0.73	3.0
半減期（h）	3.35	3.98	13.6
効果の持続	約6時間	約6時間	約36時間
食事の影響	あり＊	高脂肪食であり＊	なし

＊効果の遅延および減弱

が，そのメカニズムから血管性EDに対しては有効性が低い。また，満足度は低く，副作用として陰茎痛，しびれ，皮下出血，射精障害などがある。

4 陰茎海綿体注射

陰茎海綿体に直接血管拡張薬を注入する方法で，前述した通り，主にPGE_1が用いられる。一般的に海外での有効率は全EDの70％以上であり，満足度も80％以上と高い[9]。たとえPDE-5阻害薬が無効であっても，手術に伴う神経性EDに対しては有効性が高い。まだ治療目的の投与は正式な認可はされていないが，陰茎海綿体に自己注射することによるED治療について有効性・安全性が報告されている[2]。

5 テストステロン補充療法（TRT）

本邦では，TRTに使用可能な薬剤としては，注射剤としてエナント酸テストステロン・プロピオン酸テストステロン，経口剤としてメチルテストステロン，経皮剤としてテストステロン軟膏（OTC薬）の3種類のみである[5]。テストステロン経口製剤は，腸管からの吸収が不安定であり，肝障害の頻度が多いことから通常は使用しない。

本邦において，テストステロン注射はTRTとして最も一般的に使用されており，125 mg製剤と250 mg製剤の2種類が存在する。一般的に125 mg製剤を2～3週毎，または250 mg製剤を3～4週毎に筋肉注射して投与を行う。また，テストステロン軟膏（グローミン®）の使用についても有効性が報告されており，1回2 cm程度（約0.3 g）を1日2回朝・夕に陰囊皮膚に塗布して投与する[10]。

4. 女性がん患者における性機能障害

婦人科がんでは，子宮全摘・両側付属器切除・骨盤リンパ節郭清・外陰切除などが行われる。骨盤内の血流や神経の損傷によって膣（特にclitoris）の感覚障害が生じたり，両側付属器切除に伴うエストロゲンの低下によるsexualityの低下，膣の湿潤障害・乾燥・性交痛などが生じる[11]。また，子宮がんの手術では膣の短縮化，大腸がんに伴うストーマ造設，乳がんにおける乳房切除などは，手術に伴って体型変化が生じるため，それによる性的な羞恥心や性欲低下など，sexualityの低下の原因となる。

骨盤内の放射線治療や化学療法によって卵巣機能低下が原因でエストロゲン分泌障害が起こりうる。さらに，がんやその治療に伴う不安や疲労からくる心理的ストレス，うつも性欲低下の原因となり得る。

　女性の性機能障害に対しては，エストロゲン補充療法，clitoris の血流改善目的のためのシルデナフィルの投与，膣湿潤ゼリーの使用などが行われ，その有用性が報告されている。

（重原一慶，並木幹夫）

【文　献】

1) 永井　敦．性の悩み．癌と化療 2014；41：20-2
2) 日本性機能学会 ED 診療ガイドライン 2012 年版作成委員会編．ED 診療ガイドライン 2012 年版，東京，リッチヒルメディカル，2012
3) Hatzichristou DG, Hatzimouratidis K, Ioannides E, et al. Nocturnal penile tumescence and rigidity monitoring in young potent volunteers: reproducibility, evaluation criteria and the effect of sexual intercourse. J Urol 1998; 159: 1921-6
4) Zelefsky MJ, Eid JF. Elucidating the etiology of erectile dysfunction after definitive therapy for prostatic cancer. Int J Radiat Oncol Biol Phys 1998; 40: 129-33
5) 日本泌尿器科学会，日本 Men's Health 医学会，「LOH 症候群診療ガイドライン」検討ワーキング委員会 編．LOH 症候群 加齢男性性腺機能低下症候群診療の手引き―男性ホルモン低下による男性更年期障害，ED，心身症などの診療マニュアル，東京，じほう，2007
6) 辻村　晃，高尾徹也，宮川　康．加齢男性性腺機能低下症と ED，排尿障害．排尿障害 2010；18，104-9
7) Rosen RC, Cappelleri JC, Smith MD, et al. Development and evaluation of an abridged, 5-item version of the International Index of Erectile Function（IIEF-5）as a diagnostic tool for erectile dysfunction. Int J Impot Res. 1999; 11: 319-26
8) 木元康介，池田俊也，永尾光一，他．International Index of Erectile Function（IIEF）およびその短縮版である IIEF5 の新しい日本語訳の作成．日性機能会誌 2009；24：295-308
9) 川西泰夫，木村和哲，新谷晃理，他．勃起障害の治療方法 患者による評価と海綿体注射療法の意義．日性機能会誌 2003；18：231-7
10) 重原一慶，宮城　徹，中嶋孝夫，他．テストステロン軟膏（グローミン）の 6 ヵ月投与における全身効果に関する前向き試験．日性機能会誌 2014：29：249-55
11) 廣井正彦．婦人科がんと sexuality．産と婦 2011；78：1391-401

Ⅲ章　推　奨

1 血　尿
2 下部尿路症状（尿閉）
3 下部尿路症状（頻尿・尿失禁）
4 上部尿路閉塞・腎後性腎不全
5 膀胱部痛・膀胱けいれん

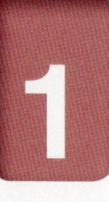

1 血 尿

*1：臨床疑問 1-1
P：がんによる膀胱からの肉眼的血尿を認める止血剤が無効な進行がん患者
I：膀胱洗浄，膀胱灌流
C：行わないこと
O：症状緩和/QOL

*2：臨床疑問 1-2
P：止血剤や膀胱洗浄・灌流が無効な肉眼的血尿を認める進行がん患者
I/C：内視鏡手術，動脈塞栓術，放射線治療
O：症状緩和/QOL

*3：臨床疑問 1-3
P：さまざまな治療に抵抗性の肉眼的血尿を認める進行がん患者
I：尿路変向
C：尿路変向を行わないこと
O：症状緩和/QOL

▶ 臨床疑問 1

がんによる膀胱からの肉眼的血尿を認める進行がん患者において，有用な治療法はあるか？

▶ 1-1
止血剤が無効ながんによる膀胱からの肉眼的血尿を認める進行がん患者に，膀胱洗浄や膀胱持続灌流は有用か？*1

推 奨

血尿により膀胱タンポナーデのおそれのある患者において生理食塩水による膀胱洗浄後の膀胱持続灌流は有用である。
1D（強い推奨，とても弱い根拠）

▶ 1-2
膀胱洗浄・膀胱持続灌流が無効な肉眼的血尿を認める進行がん患者に，有用な処置はあるか？*2

推 奨

①生理食塩水による膀胱持続灌流が無効の場合，膀胱からの血尿制御としての内視鏡による止血手術が可能であればまず考慮する。
1D（強い推奨，とても弱い根拠）
②内視鏡による止血手術が不能か無効な場合には，動脈塞栓術，放射線治療を考慮する。
2C（弱い推奨，弱い根拠）

▶ 1-3
さまざまな治療に抵抗性の肉眼的血尿を認める進行がん患者に，尿路変向は有用か？*3

推 奨

尿路変向は止血方法ではないが，持続する血尿のある患者では尿路を確保することで腎機能を温存し，膀胱タンポナーデによる苦痛緩和のために尿路変向を考慮する。
2C（弱い推奨，弱い根拠）

1 血尿

● 血尿の診療アルゴリズム

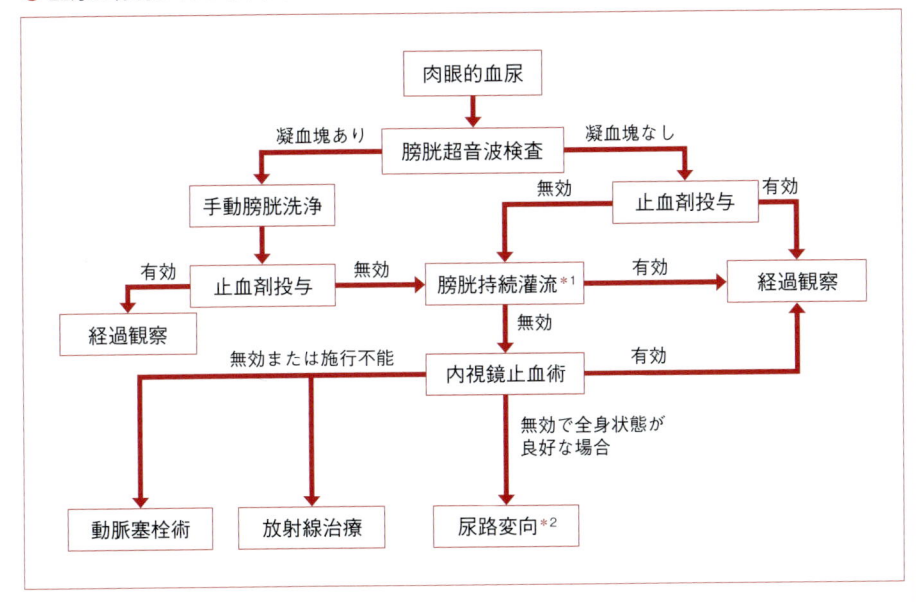

```
                    肉眼的血尿
                        ↓
       凝血塊あり ← 膀胱超音波検査 → 凝血塊なし
            ↓                          ↓
        手動膀胱洗浄      無効 ← 止血剤投与 → 有効
            ↓              ↓        ↑        ↓
    有効 ← 止血剤投与 → 無効 → 膀胱持続灌流*1 → 有効 → 経過観察
      ↓                         ↓
    経過観察          無効または施行不能
                                ↓
              無効      内視鏡止血術      有効
                ↓              ↓
          （無効で全身状態が良好な場合）
            ↓        ↓         ↓
        動脈塞栓術  放射線治療  尿路変向*2
```

解説

1-1　膀胱洗浄後の膀胱持続灌流

　肉眼的血尿*3により膀胱タンポナーデ*4のおそれのある患者に対しては，まず超音波画像診断，尿道膀胱鏡*5検査，CT などによりアセスメントを行うことが望ましいが，全身状態や患者の希望を勘案してアセスメントの方法を検討する。一般的な肉眼的血尿の対処として，3way 尿道留置カテーテルを留置し生理食塩水による膀胱洗浄の後に持続灌流が行われている。肉眼的血尿はしばしば膀胱内に凝血塊を形成し，膀胱タンポナーデを引き起こす。膀胱内に凝血塊が残存する状態で膀胱持続灌流を行うとカテーテル閉塞を引き起こし患者の苦痛が増悪する可能性があるため，膀胱洗浄し凝血塊を除去することが重要である。その後膀胱持続灌流を行うが，生理食塩水の灌流による止血効果はあまり期待できず，むしろ凝血塊の形成を予防する側面が大きい。

　原因となる病変に対して外科的介入が可能であれば，生理食塩水の灌流よりも止血には効果的である。そのような外科的処置もしくは手術が不可能な場合に膀胱内への薬剤投与としてミョウバンの膀胱内注入は試みてもよい方法と考えられる。しかし，本邦においてミョウバンの膀胱内注入は保険収載されておらず，日常泌尿器臨床でも一般的ではないことに留意する必要がある。ミョウバンは食品添加物として市販されている物質で，蛋白質を析出する働きにより止血作用を発揮するとされている。ミョウバンの膀胱内灌流については，比較対象のない前向き研究やレビューを数件認めるのみでありエビデンスは低い。施行後の成功率は 50～100％とされる[1,2]。それらのなかでは，副反応は重篤なものがなかったとされる反面，血漿アルミニウム値の上昇，プロトロンビン時間の延長が有意であるとされる。灌流量や灌流時間に相関が認められたとする報告[3]やアルミニウム脳症のリスクを指摘されることもあり，慎重に行われるべきである。

　一方，同じく難治性の膀胱からの出血に対して以前行われていたホルマリンの膀

III章 推奨

*1：**膀胱持続灌流**
留置した 3way 尿道留置カテーテルを通じ，灌流ルートを用いて持続的に洗浄液を膀胱内に流すこと。

*2：**尿路変向**
腎から尿管，膀胱，尿道を通して排尿されるという自然な状態から変更し，さまざまな方法で尿を体外に導くこと。手術が必要であり，腎ろう，膀胱ろう，回腸導管，尿管皮膚ろうなどの方法がある。

*3：**血　尿**
尿中に赤血球が混入した状態。肉眼で確認できる場合を肉眼的血尿，肉眼では判別できない場合を顕微鏡的血尿という。

*4：**膀胱タンポナーデ**
高度の血尿による凝血塊や組織片などが尿の排出を妨げている状態。

*5：**尿道膀胱鏡**
尿道から挿入する膀胱内視鏡。金属の筒を用いた硬性鏡や軟性ファイバースコープ，軟性電子スコープがある。

胱内注入は，前出のレビュー文献によれば血尿の制御に至った割合は71〜100%と高い。しかし激しい疼痛のために全身麻酔や脊椎麻酔を必要とする点や施行後の膀胱萎縮，腎不全の合併のリスクは大きい。それらの点を勘案しホルマリンの膀胱内注入とミョウバンの膀胱内灌流を比較すると，ミョウバンの膀胱内注入の優位性は高いと思われる[4]。

　実際のミョウバンの灌流方法としては，レビューおよび小規模な症例集積研究の報告では1%ミョウバン溶液を5 mL/分，または3〜5 mL/分，250〜300 mL/時の速度で5 L持続膀胱滴下するといった記載がある[2,3,5]。

1-2　膀胱洗浄・膀胱持続灌流が無効の場合

　がんによる膀胱からの肉眼的血尿があり，膀胱内の生理食塩水の膀胱持続灌流が無効であった場合，原因となる病変の内視鏡手術を考慮する。内視鏡手術は一般的に手術室で麻酔下に行われる手技であり，開腹手術などに比して身体的な負担は多くはないものの，患者の身体状況を鑑みながら適応を判断する必要がある。内視鏡手術で腫瘍の切除が不可能な場合でも，内視鏡による止血術を行うことで血尿の一時的なコントロールが可能となることから，まずは内視鏡による手術が可能かどうかを判断することが推奨される。しかしながら，生理食塩水による持続膀胱洗浄などの保存的治療で制御困難な膀胱からの血尿に対して，内視鏡手術による止血術なども不可能な場合に考慮する方法として，動脈塞栓術や放射線治療が候補に挙がると考える。がんに伴う膀胱または前立腺からの出血に対する動脈塞栓術の症例集積研究では，6例で塞栓術を試行し22カ月の観察期間で血尿の制御に成功したとする報告がある[6]。放射線性膀胱炎[*1]，シクロホスファミド投与後の血尿に対して動脈塞栓術を施行した報告[7]では，初回治療で血尿の改善は83.3%である。この報告では生存した14例のうち血尿の再発が観察された症例数は中央値16カ月の観察期間に4例のみであったとされている。

　放射線治療を肉眼的血尿に行い良好な成績を得られたとする報告も散見される。Lacarrièreらは30 Gy/10 fr，20 Gy/5 frの照射で2週間後に69%に血尿の一時的消失を認めたとしている[8]。筋層浸潤性膀胱がんに対する放射線治療の報告[9]では，膀胱に36 Gy/6 fr，6週間の照射が行われていた。この報告では，血尿は58例中50例に認められていたが，放射線治療後は58例中3例と血尿を呈する症例が有意に減少している。放射線治療による有害事象も緩和ケアを受けている患者の治療選択では重要な留意事項であるが，胃腸，尿生殖器に対するEORTC/RTOGを用いた有害事象の評価では，胃腸に対する毒性（下痢）はG1：22.4%，G2：5.6%，尿生殖器に対する有害事象（排尿困難[*2]，尿意切迫，頻尿，夜間尿）はG1：32.7%，G2：17.2%と報告されている。以上より，この報告から血尿の制御に対して膀胱への放射線治療が有効であったことが示唆されるとともに，有害事象も軽微であったことがうかがえる。

　動脈塞栓術と放射線治療を直接比較した報告はないが，両者を比較すると放射線治療では有害事象は軽微とするものが多い反面，概ね効果の出現に時間を要し，効果の持続時間が短いことが挙げられる。レビュー文献[2]でも急性と慢性の転帰をたどる場面に分けて両者を使い分けることを推奨している。しかしエビデンスレベルの高い根拠がないことから，弱い推奨にとどまる。患者が動脈塞栓術に耐えられな

*1：放射線性膀胱炎
放射線治療による膀胱の障害。膀胱粘膜の虚血に伴う血管内膜炎が進行性に生じ，粘膜に潰瘍が起こり出血する。

*2：排尿困難
排尿しようとしているのに排出しづらい状態。正式には（下部尿路症状診療ガイドラインでは）排尿症状と定義される。

い状態であり，終末期で比較的循環動態の安定した慢性膀胱出血の場合には，晩期合併症に対して配慮する必要がないことから放射線治療を優先してもよいかもしれない。

1-3 尿路変向

　膀胱より肉眼的血尿を認める場合，血尿の程度にもよるが，凝血塊を形成して膀胱タンポナーデを引き起こし，下腹部痛の原因になると同時に尿閉に伴う腎機能低下（腎後性腎不全[*1]）を発症する可能性もある。膀胱からの出血の制御が不可能で，もはや凝血塊を取り除くことが不可能になった場合，先の膀胱タンポナーデによる下腹部痛と腎機能障害を回避する目的で，尿路の変更を選択肢の一つとすることができる。また，尿と凝血塊の接触があると，ウロキナーゼの作用によりいったん止血が図られた出血点の再出血を引き起こす可能性があり，それを回避する目的でも尿路変向を考慮することができる。尿路変向には回腸導管[*2]などの腸管を用いた手法や尿管そのもののストーマを両側腹部に作成する尿管皮膚ろう[*3]，さらに簡便な方法として両側の腎ろう[*4]が挙げられる。腸管を用いた尿路変向や両側の尿管皮膚ろうなどは一般的に麻酔下での手術手技が必要となり，患者の全身状態が芳しくない場合には容易に選択はできない。文献上での尿路変向についての知見では，いずれも後ろ向きの症例集積研究が散見されるのみである。尿路変向を行う際に出血のコントロールを目的に膀胱全摘を追加する是非については，知り得た範囲の文献において推奨できる根拠は乏しかった。全身状態の悪い終末期がん患者において，膀胱全摘を追加することを積極的に推奨することはできない。

　膀胱全摘を追加せず尿路変向のみを行った知見としては，Abtらがレビュー文献[2]で放射線治療後の難治性の血尿の症例に対して尿路変向を行った16例中11例の血尿の制御に有効であった文献を紹介している。しかし，膀胱全摘と尿路変向についての知見をあたると，performance status（PS）が不良のため膀胱全摘後の尿路変向で回腸導管を選択しえないか，危機的状態のために膀胱全摘および尿管皮膚ろう造設が行われた41例の報告では，全例で輸血を必要としたがこのような全身状態不良の症例においても術死は経験されていないとしている。しかし，術後早期合併症は30例で認め，再手術が7例に行われ，術後30日以上経過した後に2例が死亡している[10]。また，血尿の制御のみを目的とした知見ではないが，75歳以上の高齢者集団に膀胱がんの根治または膀胱がんによる疼痛や血尿などの症状緩和の目的で膀胱全摘を行った報告[11]では，尿路変向を回腸導管46例，尿管皮膚ろう6例，結腸導管1例の内訳で施行し，手術時間中央値は300分，出血は中央値500 mLで，53例中33例は輸血を必要とし，入院期間は中央値28日であったとしている。根治または症状緩和の治療目的別に合併症発生率や死亡率が評価されており，術中合併症は根治を目的としたグループA（46例）では内腸骨静脈の損傷2例，直腸損傷1例である。症状緩和を目的としたグループB（7例）では1例に小腸損傷を認めた。死亡はA，Bグループともに2例で，術後早期合併症ではA群にリンパ瘤を認めた。全群での生存期間中央値は2年であったが，ASA PS ClassificationⅡの群は2.2年，Ⅲの群は1.6年，Ⅳの群は70日と全身状態が悪化するに従って生存期間は短縮する傾向であった[10]。症状緩和を目的としたグループBではASA PS ClassificationⅣの症例も含み7例中2例の死亡を認めている。これらの知見に基づけば，膀胱全

[*1]：**腎後性腎不全**
腎からの尿流が体外に排泄されず水腎症を来し，水腎症による腎盂内圧の上昇のために尿が産生されなくなった状態。

[*2]：**回腸導管**
遊離した回腸の一部に尿管を吻合し，回腸の蠕動を利用して臍の右側に作成した排泄口（ストーマ）から尿を体外に排出させる方法。蓄尿の袋を皮膚に貼り付ける必要がある。

[*3]：**尿管皮膚ろう**
切断した尿管を直接腹壁，皮膚を貫いて皮膚に吻合し，尿を体外に排出する方法。蓄尿の袋を皮膚に貼り付ける必要がある。

[*4]：**腎ろう**
腎盂から腎実質，筋肉，体表を貫通し体外にいたる人工的なろう孔。多くは超音波ガイド下に経皮的に形成される。腎盂・腎杯に溜まった尿をカテーテルを通して体外に導く方法。

摘と尿路変向を行った場合，周術期の合併症が少ないとはいえず，終末期の全身状態が不良な症例の場合には積極的に膀胱全摘をあわせて行うことは推奨できない．

（三浦剛史，蜂矢隆彦）

【文　献】

1) Choong SK, Walkden M, Kirby R. The management of intractable haematuria. BJU Int 2000; 86: 951-9
2) Abt D, Bywater M, Engeler DS, et al. Therapeutic options for intractable hematuria in advanced bladder cancer. Int J Urol 2013; 20: 651-60
3) Goswami AK, Mahajan RK, Nath R, et al. How safe is 1% alum irrigation in controlling intractable vesical hemorrhage? J Urol 1993; 149: 264-7
4) Ghahestani SM, Shakhssalim N. Palliative treatment of intractable hematuria in context of advanced bladder cancer: a systematic review. Urol J 2009; 6: 149-56
5) Goel AK, Rao MS, Bhagwat AG, et al. Intravesical irrigation with alum for the control of massive bladder hemorrhage. J Urol 1985; 133: 956-7
6) Nabi G, Sheikh N, Greene D, et al. Therapeutic transcatheter arterial embolization in the management of intractable haemorrhage from pelvic urological malignancies: preliminary experience and long-term follow-up. BJU Int 2003; 92: 245-7
7) Delgal A, Cercueil JP, Koutlidis N. Outcome of transcatheter arterial embolization for bladder and prostate hemorrhage. J Urol 2010; 183: 1947-53
8) Lacarrière E, Smaali C, Benyoucef A, et al. The efficacy of hemostatic radiotherapy for bladder cancer-related hematuria in patients unfit for surgery. Int Braz J Urol 2013; 39: 808-16
9) Kouloulias V, Tolia M, Kolliarakis N, et al. Evaluation of acute toxicity and symptoms palliation in a hypofractionated weekly schedule of external radiotherapy for elderly patients with muscular invasive bladder cancer. Int Braz J Urol 2013; 39: 77-82
10) Nogueira L, Reis RB, Machado RD, et al. Cutaneous ureterostomy with definitive ureteral stent as urinary diversion option in unfit patients after radical cystectomy. Acta Cir Bras 2013; 28（Suppl 1）: 43-7
11) Zebic N, Weinknecht S, Kroepfl D. Radical cystectomy in patients aged＞or＝75 years: an updated review of patients treated with curative and palliative intent. BJU Int 2005; 95: 1211-4

2 下部尿路症状（尿閉）

▶ 臨床疑問2

がんの浸潤による尿閉に対して有用な治療法はあるか？＊

推奨

①前立腺がんの浸潤による尿閉に対しては，経尿道的手術を考慮する。
2C（弱い推奨，弱い根拠）

②前立腺がん以外のがんの浸潤による尿閉に対しては，経尿道カテーテル留置などの保存的治療を行う。
1D（強い推奨，とても弱い根拠）

＊：臨床疑問2
P：がんの浸潤により尿閉を認める患者
I/C：薬物療法，手術，カテーテル管理
O：症状緩和/QOL

● 尿閉の診療アルゴリズム

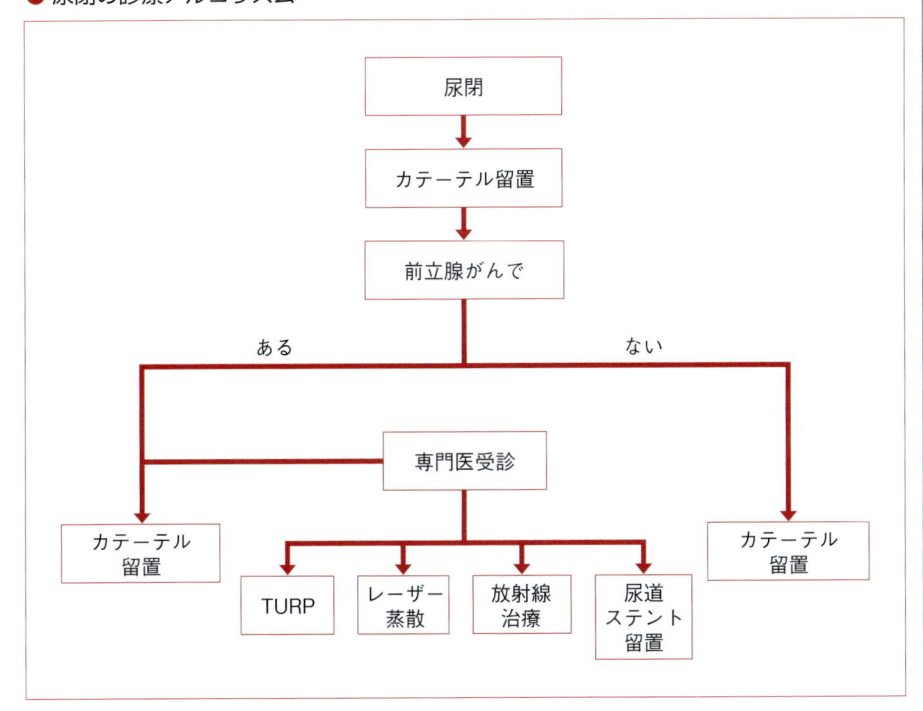

```
            尿閉
             ↓
         カテーテル留置
             ↓
         前立腺がんで
      ある ／      ＼ ない
    専門医受診        カテーテル留置
  ／  ｜  ｜  ＼
カテーテル  TURP  レーザー  放射線  尿道
留置           蒸散   治療   ステント
                              留置
```

解説

本臨床疑問に対し，排尿困難，緩和ケア，薬物療法というキーワードで文献を検索したが，モルヒネによる排尿障害についての文献がみられるのみで，「緩和医療における排尿困難に対する薬物療法」についての文献は存在しなかった。そこで，薬物療法に関しては，「男性下部尿路症状診療ガイドライン」「女性下部尿路症診療

＊1：経尿道的前立腺切除術（TURP）
尿道より硬性膀胱鏡を挿入し，先端の電気メスで前立腺を切除し尿道を広げる手術。

＊2：膀胱ろう
恥骨上より経皮的あるいは切開により膀胱から下腹壁を通し体外に至る人工的ろう孔。膀胱尿をカテーテルを通して体外に導く方法。

ガイドライン」の一般の排尿困難，尿閉に対する診療についてのエビデンスを参考にするのが現時点では最も妥当と考えられる（P22，Ⅱ-2 下部尿路症状の項参照）。ただし，進行がんにおいて排尿障害を来す要因は，原疾患の進展状況，患者の年齢，尿路系の合併疾患，併用薬の種類と投与量などが複雑に関連しており，一般のガイドラインのように対応することは困難であることに留意する必要がある。

　薬物療法に限らず，広く排尿障害に対する治療で検索すると，前立腺がんに対する各種治療法（経尿道的レーザー蒸散，経尿道的前立腺切除術：TURP[＊1]）などに関する報告がある[1-4]。いずれも後ろ向きの症例集積研究である。かつてはTURPが行われていたものの，再手術やカテーテル再留置となる確率が高く[3-5]，近年普及しはじめているレーザー蒸散のほうが，安全性，侵襲性の点で有用性は高い[1,2]。しかし，TURPとレーザー蒸散の比較研究はない。したがって，カテーテルの抜去を目指すのであれば，レーザー蒸散が可能であれば考慮に値する。いずれにしても，これらの効果は限定的であることを認識すべきである。

　前立腺がん以外の悪性腫瘍で尿閉を来すのは膀胱頸部および尿道への浸潤の場合である。この病態に対する薬物療法および手術療法の有用性を論じた文献は存在しない。したがって，前立腺がん以外のがんの浸潤による尿閉に対しては女性患者も含め，尿道カテーテル留置が妥当であろう。経尿道的なカテーテル管理が困難であれば，膀胱ろう[＊2]造設も視野に入れた専門医の判断が必要となる。

（田中良典，岸田　健）

【参考文献】

1) Geavlete B, Moldoveanu C, Niță G, et al. Medium term outcome of bipolar plasma vaporization in prostate cancer patients—a palliative modality of preserving spontaneous voiding. J Med Life 2012; 5: 433-8
2) Chen D, Xue B, Shan Y, et al. GreenLight HPS 120-W laser photoselective vaporization of the prostate as early therapy for acute urinary retention in advanced prostate cancer patients. Lasers Med Sci 2013; 28: 1339-44
3) Gnanapragasam VJ, Kumar V, Langton D, et al. Outcome of transurethral prostatectomy for the palliative management of lower urinary tract symptoms in men with prostate cancer. Int J Urol 2006; 13: 711-5
4) Crain DS, Amling CL, Kane CJ. Palliative transurethral prostate resection for bladder outlet obstruction in patients with locally advanced prostate cancer. J Urol 2004; 171: 668-71
5) Marszalek M, Ponholzer A, Rauchenwald M, et al. Palliative transurethral resection of the prostate: functional outcome and impact on survival. BJU Int 2007; 99: 56-9

3 下部尿路症状（頻尿・尿失禁）

▶臨床疑問 3

がんの浸潤による頻尿・切迫性尿失禁に対して，有用な治療法はあるか？*

推 奨

①がんの浸潤による頻尿・切迫性尿失禁を有する患者に対して，水分摂取調整などの行動療法を行い，可能な限り症状の緩和を図ることを推奨する。

1D（強い推奨，とても弱い根拠）

②がんの浸潤による頻尿・切迫性尿失禁を有する患者に対して，抗コリン薬もしくは β_3 受容体作動薬による薬物療法を考慮する。

2D（弱い推奨，とても弱い根拠）

＊：臨床疑問 3
P：がんの浸潤による頻尿・切迫性尿失禁を有する患者
I/C：薬物療法，生活指導，カテーテル管理
O：症状緩和/QOL

● 頻尿・切迫性尿失禁の診療アルゴリズム

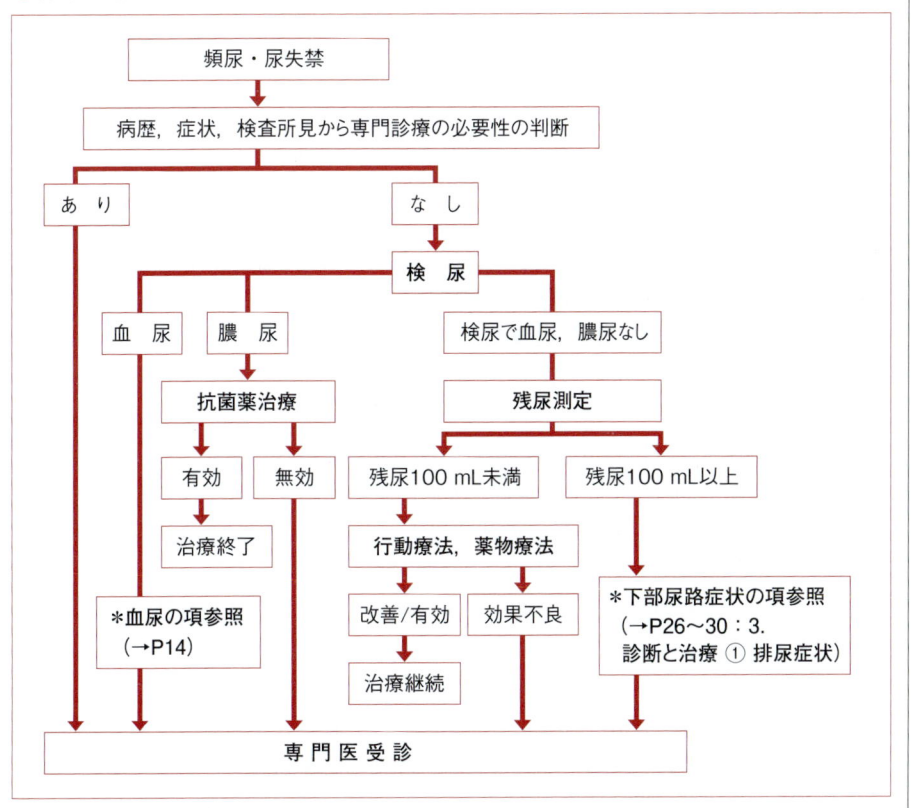

```
頻尿・尿失禁
   ↓
病歴，症状，検査所見から専門診療の必要性の判断
   ↓
あり／なし
       ↓なし
      検 尿
       ↓
  血尿／膿尿／検尿で血尿，膿尿なし
       ↓              ↓
    抗菌薬治療        残尿測定
    ↓    ↓          ↓        ↓
   有効  無効    残尿100 mL未満  残尿100 mL以上
    ↓              ↓              ↓
  治療終了      行動療法，薬物療法   ＊下部尿路症状の項参照
                  ↓     ↓          （→P26〜30：3．
              改善/有効 効果不良      診断と治療 ① 排尿症状）
                ↓
              治療継続

あり → ＊血尿の項参照（→P14）

→ 専門医受診
```

〔日本排尿機能学会 過活動膀胱診療ガイドライン作成委員会 編．過活動膀胱診療ガイドライン第2版，リッチヒルメディカル，2015；p12[2]）より引用改変〕

解説

pollakisuria（頻尿[*1]），urinary incontinence（尿失禁[*2]），overactive bladder（過活動膀胱[*3]），neoplasms（悪性疾患），palliative care（緩和ケア），end of life care（終末期ケア）などをキーワードとして文献検索を行い，その参考文献を含めて4編を引用し，さらに過活動膀胱診療ガイドライン第2版を参考にした。

がん患者に生じる頻尿・尿失禁は，これまで軽度であった症状ががんの進行による全身状態の悪化，日常生活動作（ADL）の低下に伴い顕在化，悪化した場合と，がんが進行し尿路への浸潤により頻尿・尿失禁が生じたものとに大別されるが，今回の臨床疑問はがんの浸潤による頻尿・切迫性尿失禁の対応に限定して述べる。

がん患者や終末期における頻尿・切迫性尿失禁の治療に関する文献は，症例報告や専門家の意見などエビデンスレベルの弱いものを認めるのみであり，「生活指導，薬物療法が推奨される」患者背景を導き出しうる報告は見出せなかった。一方で生活指導，薬物療法について，がん患者は非がん患者と比して有意に有効性が劣るという報告も見出せなかった。

前立腺がん患者と前立腺肥大症患者との比較研究で，尿道留置カテーテルを用いることでの両者間の生活の質（QOL）に関して優劣は認めない，とする報告[1]があるが，頻尿・切迫性尿失禁の治療においてはがん患者と非がん患者間での違いを評価できる報告は見出せなかった。

いずれにせよ，がんの浸潤による頻尿・切迫性尿失禁に対する治療に関してはこれまで十分に検討されておらず，過活動膀胱診療ガイドライン第2版[2]の方向性を超える文献はないと考えられる。したがって，がんの浸潤による頻尿・切迫性尿失禁は基本的に過活動膀胱とは異なる病態であることを理解し，患者の病勢や全身状態，専門的がん治療で対処可能かどうかを検討したうえで，過活動膀胱診療ガイドライン第2版に記載されている診断や治療法を参考にして症状緩和を図るとよいだろう。

過活動膀胱診療ガイドライン第2版では，一般医家向けアルゴリズムとして頻尿・尿失禁に対して基本評価で血尿や膿尿の有無，基礎疾患の存在を検討し，残尿が少ないことを確認し過活動膀胱と診断されれば，その治療としてまず行動療法が推奨され，水分摂取調整，便秘治療などの生活指導，膀胱訓練[*4]，骨盤底筋訓練[*5]などが推奨されている。次に薬物療法としては抗コリン薬もしくはβ_3受容体作動薬が推奨されている。

そして高齢者，全身状態が脆弱な患者の過活動膀胱治療に関しては，治療のゴールは治癒ではなくQOLの向上，維持，苦痛の緩和であり，合併症の病勢やその他の尿路症状も混在し，治療は患者の状態により多岐にわたることが述べられており，終末期がん患者でも同様に対応する必要があると考えられる。

したがって，がんの浸潤による頻尿・切迫性尿失禁を有する患者に対して，侵襲性の少ない行動療法から開始し，症状の重症度に伴い，速やかに過不足なく薬物療法を併用していくことが治療の主体になる。ただし羞恥心などから重症になって初めて周囲に症状を訴えたり，がんの進行から急速に重症化する場合もあり，重症例では当初から両者の併用を検討するなど個別的に対応することが必要となる。

行動療法においては排尿の状況を問診，排尿日誌，残尿測定などにより十分に評価したうえで，全身状態を勘案し患者のQOLに配慮しつつ，輸液制限や水分摂取

---

*1：頻 尿
排尿回数が多すぎるという患者の愁訴。日中の排尿回数が8回以上あれば頻尿と考えてよい。

*2：尿失禁
尿が不随意に漏れることをいう。原因により，切迫性，腹圧性，混合性，溢流性，機能性，真性に分類される。

*3：過活動膀胱
尿意切迫感を伴う，頻尿・夜間頻尿。感染や他の明らかな病的状態を認めないもの。切迫性尿失禁を伴うこともある。

*4：膀胱訓練
尿意が起きても5〜10分間我慢してから排尿することで定時排尿，排尿間隔の延長を図るもの。

*5：骨盤底筋訓練（体操）
肛門挙筋，肛門括約筋，尿道括約筋，膣周囲の横紋筋からなる骨盤底筋群を随意に収縮する方法。

調整などの行動療法を行うことが推奨される。

　薬物療法に関しては，終末期がん患者では抗コリン薬の副作用（口渇，便秘など）で患者のQOLや全身状態が悪化することがあると指摘[2]されており，薬物療法を選択する際には副作用に十分留意しつつ，低用量から開始するなど投与量を配慮し，治療効果を評価し，継続の是非，投与量の調整あるいは治療薬変更を検討することが重要である。薬物療法としては抗コリン薬（経口薬または貼付薬）もしくは$β_3$受容体作動薬（経口薬）を考慮するのがよいと考えられる。

　一方で排尿・採尿方法として男性の場合urisheath（Conveen®：コンドーム型採尿器）が有用であったとの報告[3]もあり，やむを得ずおむつや尿道留置カテーテルによる排尿管理を選択する場合でも，最期まで尿を周囲に漏らさず自分自身で排泄したいという患者の思いを尊重し，患者の不快感，拒否感に配慮し，生活環境の整備，採尿方法の工夫をする必要がある。

　がんの浸潤による頻尿・切迫性尿失禁に対する生活指導，薬物療法などの治療法は個々の患者背景に即してその長所・短所を本人，家族，介護者に十分に説明したうえで提案，選択していくことが重要であることは症例報告や症例集積研究などの文献[4,5]で繰り返し述べられている。症状出現の早い段階から，治療選択までのプロセスを丁寧に積み重ね，患者・家族の理解と納得，受容が得られるように努めていく必要がある。

（大和豊子，中村一郎）

【参考文献】
1) Jakobsson L. Indwelling catheter treatment and health-related quality of life in men with prostate cancer in comparison with men with benign prostatic hyperplasia. Scand J Caring Sci 2002; 16: 264-71
2) 日本排尿機能学会 過活動膀胱診療ガイドライン作成委員会 編. 過活動膀胱診療ガイドライン第2版, 東京, リッチヒルメディカル, 2015
3) Walton A. Managing overactive bladder symptoms in a palliative care setting. J Palliat Med 2014; 17: 118-21
4) Flaherty JH. Urinary incontinence and the terminally ill older person. Clin Geriatr Med 2004; 20: 467-75
5) Harris A. Providing urinary continence care to adults at the end of life. Nurs Times 2009; 105: 31-4

4 上部尿路閉塞・腎後性腎不全

> ▶ 臨床疑問 4
>
> がんの圧迫または浸潤による有症状の上部尿路閉塞の場合、泌尿器科的処置を行うことは保存的治療と比較して有用か？*1
>
> ● 推 奨
>
> がんの圧迫または浸潤による有症状の上部尿路閉塞の場合、泌尿器科的処置を行うことが推奨される。
>
> **1D**（強い推奨、とても弱い根拠）

*1：臨床疑問 4
P：有症状の上部尿路閉塞の患者
I：泌尿器科的処置
C：保存的治療
O：症状緩和/QOL

● 上部尿路閉塞・腎後性腎不全の診療アルゴリズム

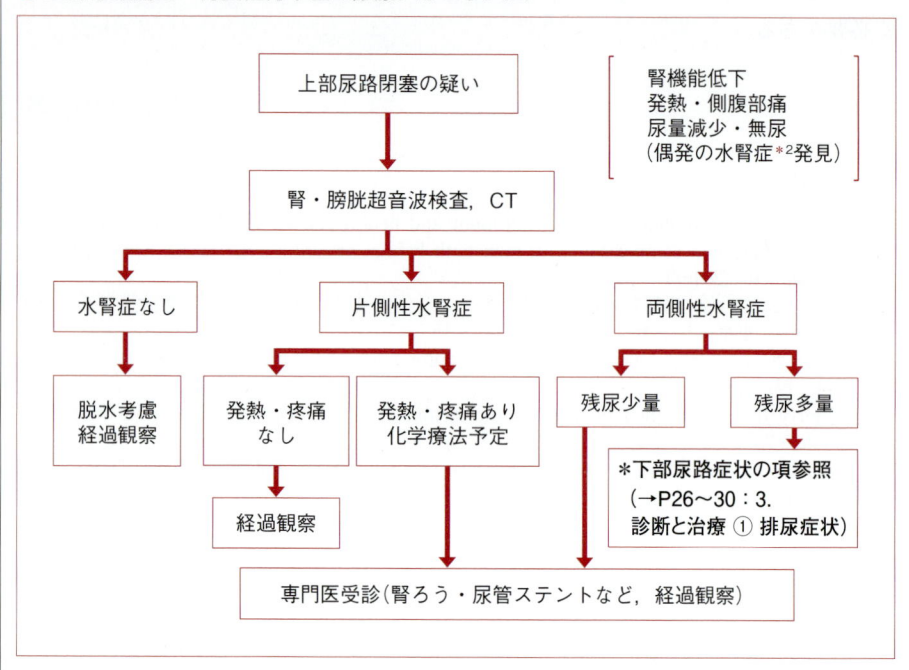

```
             上部尿路閉塞の疑い              ┐ 腎機能低下
                    ↓                       │ 発熱・側腹部痛
          腎・膀胱超音波検査，CT              │ 尿量減少・無尿
                    ↓                       ┘ （偶発の水腎症*2発見）
      ┌─────────┼─────────┐
   水腎症なし    片側性水腎症    両側性水腎症
      ↓        ┌───┴───┐      ┌───┴───┐
   脱水考慮   発熱・疼痛  発熱・疼痛あり 残尿少量  残尿多量
   経過観察   なし       化学療法予定            *下部尿路症状の項参照
              ↓                                  （→P26～30：3.
            経過観察                               診断と治療 ① 排尿症状）
                    ↓
        専門医受診（腎ろう・尿管ステントなど，経過観察）
```

*2：水腎症
腎盂や尿管が拡張した状態。尿路の通過障害が主な原因であるが、膀胱尿管逆流症でも水腎症を認めることがある。

解 説

本臨床疑問に関連する系統的レビューや無作為化比較試験はないが、単一のがん（子宮頸がん）に対しての前向きコホート研究や、やはり単一のがん（進行前立腺がん）に対する米国の Medicare Database からの多変量解析があり、その他は尿管ステント*3 や腎ろう造設の成功、不成功あるいは尿管ステントと腎ろう造設との後ろ向きの比較検討の論文を認める。

Dienstmann ら1)の子宮頸がんの尿管閉塞における緩和的腎ろう造設の報告では、

*3：尿管ステント
膀胱内から尿管内を経て腎盂まで挿入することにより、通過障害に起因する腎機能低下や感染の治療に用いられるカテーテル。

16例に認められていた腰痛が8例（50％）で改善しており，また，全体の50症例中7例はPSも改善していた．しかし，PS 4の症例の予後は全体の8.9週と比較し，1週と有意に短かった．またTanakaら[2]は33例の進行がんによる尿管閉塞で痛みや発熱を認めたのは4例だが，いずれも泌尿器科的処置後に症状は消失したと報告している．Kanouら[3]は75例の進行がんによる閉塞性腎疾患で治療により腎不全と全身状態は改善したと報告している．この研究では最初から腎ろう造設を行った症例が24例，尿管ステント挿入が不成功で腎ろうに変更された症例が14例，尿管ステント留置例が37例であったが，尿管ステント留置37例中最後までステントを留置できたのは29例で，残り8例は最終的には腎ろうが造設された．しかし，いずれの方法でも最後まで尿流確保はできていた．尿路変向（尿管ステントと腎ろう）のどちらがよいかについては，いずれも一時的にはQOLを改善するものの判定困難と述べていた．

Lapitanら[4]による進行子宮頸がんの尿路閉塞における前向きコホート研究では，水腎症はあるが腎機能に問題がなく尿路変向を必要としなかった群（49例），尿路変向が必要であり施行した群（93例），尿路変向が必要であったがさまざまな理由で（主に経済的，地域的理由で）施行できなかった群（56例）を比較検討している．尿路変向が必要と判断した後の3カ月では，必要だができなかった群と比較して，施行した群で有意に生存率はよいが，12カ月後ではいずれの3群の生存率も16.1％と差を認めなかった．また生存期間の中央値は尿路変向不要群が21週，施行した群が20週，必要だができなかった群が10週であり，有症状を生存期間の影響まで広く捉えると，明らかに泌尿器科的処置を行ったほうが予後の良好な症例は存在する．またQOLに関しては3群間で差はなかったと報告している．

Spencerら[5]は18,720例の進行前立腺がん患者において2,958例に尿管閉塞があり，そのなかでステントが493例（17％），腎ろうが540例（18％）に使用されたと報告している．腎ろう群は死亡率は高かったが，腎ろうが死期を早めているわけではなく，病期進行と去勢抵抗性が影響していたとし，結局ステント，腎ろうともsurvival benefitはないように思われると報告していた．

以上より，がんの圧迫や浸潤による有症状の上部尿路閉塞の患者に対して泌尿器科的処置を行うことに関しての無作為化比較試験は認めないが，泌尿器科的処置により腎不全を含む症状を緩和させる可能性がある．特に腎不全が急速に進行しているが，腎不全以外では予後は月単位と考えられる場合には，患者や家族の意思も考慮してではあるが，泌尿器科的処置を行うことが予後の改善につながると考えられる．逆に日から短い週単位の予後と考えられる場合は，上に述べた処置を行わず，症状に対応して経過観察する方法があるとの情報提供や相談も必要である．

したがって本ガイドラインでは，専門家の合意により，がんの圧迫や浸潤による有症状の上部尿路閉塞に対し泌尿器科的処置を行うとよいと考える．

（入江　伸，目黒則男）

【文　献】

1) Dienstmann R, da Silva Pinto C, Pereira MT, et al. Palliative percutaneous nephrostomy in recurrent cervical cancer: a retrospective analysis of 50 consecutive cases. J Pain Symptom

Manage 2008; 36: 185-90
2) Tanaka T, Yanase M, Takatsuka K. Clinical course in patient with percutaneous neprostomy for hydronephrosis associated with advanced cancer. Hinyokika Kiyo 2004; 50: 457-62
3) Kanou T, Fujiyama C, Nishimura K. Management of extrinsic malignant ureteral obstruction with urinary diversion. Int J Urol 2007; 14: 689-92
4) Lapitan MC, Buckley BS. Impact of palliative urinary diversion by percutaneous nephrostomy drainage and ureteral stenting among patients with advanced cervical cancer and obstructive uropathy: a prospective cohort. J Obstet Gynaecol Res 2011; 37: 1061-70
5) Spencer BA, Insel BJ, Hershman DL, et al. Racial disparities in the use of palliative therapy for ureteral obstruction among elderly patients with advanced prostate cancer. Support Care Cancer 2013; 21: 1303-11

5 膀胱部痛・膀胱けいれん

▶臨床疑問5

がん患者における膀胱部痛・膀胱けいれんに対する有用な治療法はあるか？

▶ 5-1 膀胱部痛・膀胱けいれんのあるがん患者に対して，薬物療法は有用か？[*1]

推 奨

膀胱部痛・膀胱けいれんのあるがん患者に対して，原因に応じた対応を行ったうえで，対症療法として非オピオイド鎮痛薬やオピオイドによる疼痛治療を行う。

1C（強い推奨，弱い根拠）

▶ 5-2 膀胱部痛・膀胱けいれんのあるがん患者に対して，神経ブロックは有用か？[*2]

推 奨

膀胱部痛・膀胱けいれんのあるがん患者に対して，神経ブロックは専門医と相談のうえで考慮する。

2C（弱い推奨，弱い根拠）

[*1]：**臨床疑問 5-1**
P：がんに起因する膀胱部痛・膀胱けいれんを認める患者
I：薬物療法
C：無治療
O：症状緩和/QOL

[*2]：**臨床疑問 5-2**
P：がんに起因する膀胱部痛・膀胱けいれんを認める患者
I：神経ブロック
C：無治療
O：症状緩和/QOL

● 膀胱部痛・膀胱けいれんの診療アルゴリズム

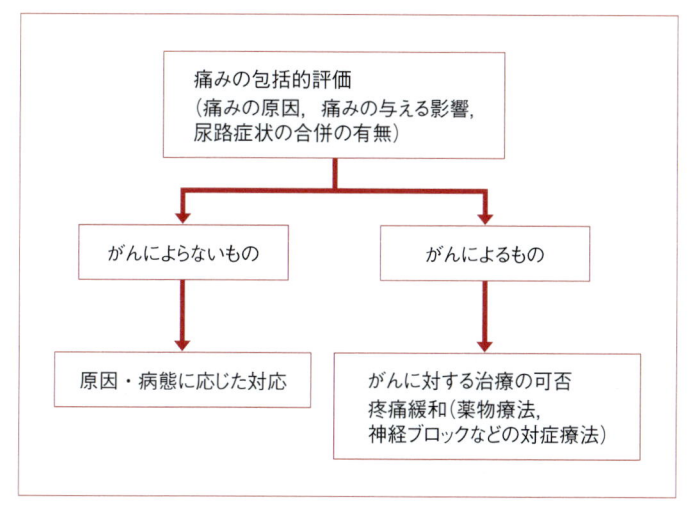

痛みの包括的評価
（痛みの原因，痛みの与える影響，尿路症状の合併の有無）

- がんによらないもの → 原因・病態に応じた対応
- がんによるもの → がんに対する治療の可否　疼痛緩和（薬物療法，神経ブロックなどの対症療法）

> 解説

5-1　薬物療法

　本臨床疑問に関連した文献検索では，がん患者に対する膀胱痛や膀胱けいれんに対する痛みに限定した薬物療法の効果を検討した臨床研究，報告は見出せなかった。しかし，がんの再発や再燃が原因である場合には，がんに対する治療の可能性を検討しつつ，がん疼痛としてWHO方式がん疼痛治療に基づき非オピオイドやオピオイドの使用を検討する[1]。疼痛以外に排尿機能障害を伴う場合には下部尿路症状*に応じた治療の併用を検討する。

5-2　神経ブロック

　下腹神経叢ブロックは，骨盤内臓器の交感神経由来の痛みに対する疼痛治療法である。骨盤痛に対する報告は認められるものの，膀胱けいれんに限定してブロックを実施したという症例報告は1件のみであった。Gulatiら[2]は，がんに起因する膀胱けいれんの対応のため下腹神経叢ブロックを行い改善が得られ，合併症もなく安全に実施可能であったと報告している。

　本邦の「インターベンショナル痛み治療ガイドライン」[3]では会陰部痛に対して不対神経節ブロックを透視下，CTガイド下に実施した報告が紹介されている。がん疼痛に関するエビデンスレベルの高い臨床研究は見当たらず不確かだとしながらも，手技は短時間で施行でき安全な方法であり，重篤な有害事象の発生がないとされている。

　フェノールサドルブロックは，座位にてくも膜下腔に高比重のフェノールグリセリンを注入することで第4，5仙髄神経や馬尾神経を遮断し会陰部の鎮痛効果を得る神経ブロックである。合併症として，膀胱直腸障害が出現し有害事象も無視できないため適応は慎重に行うべきである。1つの判断基準として①疼痛コントロールが不良，②薬物療法の増量で過鎮静が生じる，③排便・排尿機能についてストーマ管理や何らかの尿路変向を行っている，④期待余命が限られている，がある[4]。

　神経ブロックがどのような患者にどの方法を適用するのがよいのか明確な基準はない。しかし，神経ブロックは有用な方法であるため患者・家族，専門医と相談のうえ考慮すべきと考えられる。

（河原貴史）

*：下部尿路症状
尿の貯留や排出に関係する症状を広く意味する用語。排尿症状，蓄尿症状，排尿後症状の3つからなる。

【文献】
1) 日本緩和医療学会 緩和医療ガイドライン委員会 編．がん疼痛の薬物療法に関するガイドライン 2014年版，東京，金原出版，2014
2) Gulati A, Khelemsky Y, Loh J, et al. The use of lumbar sympathetic blockade at L4 for management of malignancy-related bladder spasms. Pain Physician 2011; 14: 305-10
3) 日本ペインクリニック学会 インターベンショナル痛み治療ガイドライン作成チーム 編．インターベンショナル痛み治療ガイドライン，東京，真興交易医書出版部，2014
4) Slatkin NE, Rhiner M. Phenol saddle blocks for intractable pain at end of life: report of four cases and literature review. Am J Hosp Palliat Care 2003; 20: 62-6

Ⅳ章　資　料

1. 作成過程
2. 文献検索式
3. 今後の検討課題

1 作成過程

　本ガイドラインは，日本緩和医療学会の「緩和医療ガイドライン委員会　泌尿器症状ガイドライン作成 Working Practitioner Group（WPG）」が，『Minds 診療ガイドライン作成の手引き 2014』（福井次矢，山口直人）に準じて作成した。エビデンスの強さと推奨の強さに関しては，Ⅰ章-3「エビデンスと推奨の強さ」にて定め，評価を行った。

1. 概　要

　日本緩和医療学会において「泌尿器症状ガイドライン作成 WPG」（以下，WPG）を組織し，『終末期がん患者の泌尿器症状対応マニュアル』（2008 年）の改訂ではなく，『がん患者の泌尿器症状の緩和に関するガイドライン』を作成することが，明確にされた。日本緩和医療学会代議員を対象にしたアンケート調査を参考にして，背景知識と臨床疑問の項目を決定した。続いて，委員が分担して系統的文献検索を行い該当文献を収集し，基準を満たす論文について構造化抄録を作成後，臨床疑問に対する原案を作成した。原案は，デルファイ法に従って合意が得られるまで修正した。さらに，外部評価委員の評価を得て，最終版を作成した。

2. 臨床疑問の設定

　収集した臨床疑問を PICO 形式（P：patients, problem, population, I：interventions, C：comparisons, controls, comparators, O：outcomes）に定式化した。定式化された臨床疑問を解決できる臨床研究が存在しなかった場合には，より包括的な臨床疑問を作成した。血尿 3，下部尿路症状 2，上部尿路閉塞・腎後性腎不全 1，膀胱部痛・膀胱けいれん 2 の合計 8 の臨床疑問をおいた。

3. 系統的文献検索

　臨床疑問ごとに，PubMed と医中誌を用いて系統的文献検索を行った（基本検索式は P94 を参照）。基本検索式に各臨床疑問で設定された検索式を追加して文献検索を行った。その他に，各 WPG 員が hand search にて得た文献を加えた。

4. ガイドラインと教科書

（1）ガイドライン
・男性下部尿路症状診療ガイドライン（2008）
・前立腺肥大症診療ガイドライン
・女性下部尿路症状診療ガイドライン（2013）

- EBM に基づく尿失禁診療ガイドライン（2004）
- 夜間頻尿診療ガイドライン
- 過活動膀胱診療ガイドライン（2015）
- 脊髄損傷における排尿障害の診療ガイドライン
- 間質性膀胱炎診療ガイドライン
- 尿路結石症診療ガイドライン
- ED 診療ガイドライン（2012）
- 泌尿器科領域における感染制御ガイドライン
- 血尿診断ガイドライン（2013）
- 前立腺癌診療ガイドライン
- 膀胱癌診療ガイドライン
- リンパ浮腫診療ガイドライン（2014）
- がん疼痛の薬物療法に関するガイドライン（2014）
- インターベンショナル痛み治療ガイドライン（2014）
- EAU（European Association of Urology）ガイドライン
  Guideline on Pain Management & Palliative Care（2014）
  http://uroweb.org/wp-content/uploads/25-Pain-Management_LR.pdf
- AUA（Ameraican Urological Association）ガイドライン
  Asymptomatic Microhematuria（2012），Benign Prosgtatic Hyperplasia（2010），Erectile Dysfunction（2005），Incontinence（2005），Interstitial Cystitis/Bladder Pain Syndrome（2011），Overactive Bladder（2012），Priapism（2003）など
  https://www.auanet.org/education/clinical-practice-guidelines.cfm
- NCCN（National Comprehensive Cancer Network）ガイドライン
  Supportive Care（Adult Cancer Pain, Palliative Care）
  http://www.nccn.org/professionals/physician_gls/f_guidelines.asp#supportive

（2）教科書

- Hanks G, Cherny NI, Christakis NA, et al. eds. Oxford Textbook of Palliative Medicine, 4th ed, Oxford University Press, 2011
- Bruera E, Higginson I, von Gunten CF, eds. Textbook of Palliative Medicine, CRC Press, 2009
- McDougal WS, Wein AJ, Kavoussi LR, et al. eds. Campbell-Walsh Urology, 10th ed, Elsevier, 2011

5．妥当性の検証

　背景知識および推奨の項目に関する妥当性の検証は，WPG から 14 名のデルファイ委員を選抜して行った．デルファイ法による検証は調査票を用いて匿名で行い，事務局が回収，集計した．後日，デルファイ会議を開催して相違点を議論し，原稿の修正を行った．背景知識および推奨以外の項目については，WPG 員が査読（peer review）した．

（1）1 回目のデルファイ法

　「背景知識」の 7 項目，「推奨」の 8 項目それぞれについて妥当性を 1（適切でな

い）から 9（適切である）の 9 件法で評価を求めた。中央値 8 以上で最小と最大の差が 5 以下の場合を合意形成とした。その結果，「背景知識」の 7 項目のうち，中央値 8 以上の項目が 4 項目（最小と最大の差が 6 以上：2 項目），中央値が 7 以上 8 未満の項目が 3 項目であった。「推奨」の 8 項目のうち，中央値 8 以上の項目が 3 項目（最小と最大の差が 6 以上：1 項目），中央値が 7 以上 8 未満の項目が 5 項目であった。項目ごとに中央値，最小値，最大値およびコメントを各委員に公開し，会議によって相違点を議論した。議論の議事録を WPG 員に配布し，原稿の修正を行った。

(2) 2 回目のデルファイ法

修正した背景知識および臨床疑問の推奨のガイドライン草稿について，その妥当性の評価を求めた。その結果，「背景知識」の 7 項目すべてで中央値が 8 であり，最小と最大の差が 2 であった。「推奨」の 8 項目では，中央値はすべて 8 であり，最小と最大の差は 2〜5 であった。以上から，すべての項目で合意が得られたと判断した。文言などの小修正を加えたものを WPG の暫定稿とした。

(3) 外部評価委員による評価

WPG の暫定稿に対して，評価委員 9 名に自由記述による評価を依頼した。評価委員の構成は，本ガイドラインの作成に関与していなかった緩和医療ガイドライン委員会委員 4 名と日本泌尿器科学会，日本癌治療学会，日本プライマリ・ケア連合学会，日本がん看護学会，および日本緩和医療薬学会の 5 学会から推薦された 5 名の委員の合計 9 名である。評価の結果を WPG 員に配布した。

(4) 緩和医療学会の承認

本ガイドラインは，日本緩和医療学会代議員による評価を受け，理事会により承認された。

6. ガイドライン作成者と利益相反

以下に本ガイドラインの作成者と利益相反を示す。

[利益相反開示事項]

日本緩和医療学会の利益相反に関する指針，細則，報告事項，Q&A については学会ホームページ（http://www.jspm.ne.jp/rieki/）をご確認いただきたい。

[役員・委員等の利益相反開示事項（概要）]

1. 報告対象企業等の職員，顧問職
2. 給与・報酬等　　　　　100 万円以上
3. 特許権使用料　　　　　100 万円以上
4. 講演料等　　　　　　　50 万円以上
5. 原稿料等　　　　　　　50 万円以上
6. 顧問料　　　　　　　　100 万円以上
7. 委受託研究費　　　　　200 万円以上
8. 研究助成金（寄付金）等　100 万円以上
9. 奨学（奨励）寄付金等　100 万円以上

10　寄付講座等　　　　　　　　500万円以上
11　株式等
12　無関係な旅行，贈答品等　　5万円以上
13　自由診療

[開示期間]

2014年4月1日～2015年3月31日

[緩和医療ガイドライン委員会]			利益相反
委員長	太田　惠一朗	日本医科大学消化器外科教授	該当なし
担当委員	津島　知靖	国立病院機構岡山医療センター副院長	該当なし
外部委員	中山　健夫	京都大学大学院医学研究科社会健康医学系専攻健康情報学分野教授	該当なし
外部委員	高山　智子	国立研究開発法人国立がん研究センターがん対策情報センターがん情報提供部部長	該当なし

[泌尿器症状ガイドライン作成WPG]			利益相反
WPG員長	太田　惠一朗	日本医科大学消化器外科教授	該当なし
WPG副員長	津島　知靖	国立病院機構岡山医療センター副院長	該当なし
WPG員	三浦　剛史	三井記念病院緩和ケア科部長	該当なし
	池永　昌之	淀川キリスト教病院緩和医療内科主任部長	該当なし
	入江　伸	倉敷市立児島市民病院診療部長	該当なし
	河原　貴史	筑波大学附属病院腎泌尿器外科クリニカルアシスタント	該当なし
	岸田　健	神奈川県立がんセンター泌尿器科部長	該当なし
	後藤　たみ	神戸市立医療センター西市民病院看護部看護師長・緩和ケア認定看護師	該当なし
	塩井　康一	横浜南共済病院泌尿器科医長	該当なし
	重原　一慶	金沢大学医薬保健研究域医学系泌尿器科助教〔外部委員，日本性機能学会〕	該当なし
	田中　良典	武蔵野赤十字病院泌尿器科部長	講演料等：アステラス製薬株式会社
	中村　一郎	神戸市立医療センター西市民病院副院長・泌尿器科部長・地域医療部長	該当なし
	並木　幹夫	金沢大学医薬保健研究域医学系特任教授〔外部委員，日本性機能学会〕	奨学寄付金等：武田薬品工業株式会社，日本新薬株式会社
	蜂矢　隆彦	春日部市立病院副院長・泌尿器科部長	該当なし
	目黒　則男	目黒クリニック院長	該当なし
	大和　豊子	一般財団法人淳風会健康管理センター産業医	該当なし
WPG員（評価委員）	秋元　典子	岡山大学大学院保健学研究科教授〔外部委員，日本がん看護学会〕	該当なし
	上野　博司	京都府立医科大学疼痛・緩和医療学講座講師〔日本緩和医療学会：医師〕	該当なし

WPG員 (評価委員)	大園誠一郎	浜松医科大学泌尿器科学講座教授〔外部委員，日本癌治療学会〕	講演料等：アステラス製薬株式会社，アストラゼネカ株式会社，武田薬品工業株式会社，ノバルティス ファーマ株式会社 研究助成金等：武田薬品工業株式会社 奨学寄付金等：アステラス製薬株式会社
	塩川　満	総合病院聖隷浜松病院薬剤部長〔日本緩和医療薬学会〕	該当なし
	篠原　信雄	北海道大学大学院医学研究科腎泌尿器外科教授〔日本泌尿器科学会〕	講演料等：ファイザー株式会社，ノバルティス ファーマ株式会社，グラクソ・スミスクライン株式会社 奨学寄付金等：アステラス製薬株式会社，キッセイ薬品工業株式会社
	住谷　昌彦	東京大学医学部附属病院緩和ケア診療部長，准教授〔日本緩和医療学会：医師〕	講演料等：ファイザー株式会社，MSD株式会社
	立松三千子	愛知県がんセンター中央病院薬剤部，名城大学大学院薬学研究科准教授〔日本緩和医療学会：薬剤師〕	該当なし
	南郷　栄秀	東京北医療センター総合診療科医長〔外部委員，日本プライマリ・ケア連合学会〕	該当なし
	細矢　美紀	国立研究開発法人国立がん研究センターがん対策情報センター研修専門職がん看護専門看護師〔日本緩和医療学会：看護師〕	給与・報酬等［親族］：スミスメディカル・ジャパン株式会社

(五十音順)

(津島知靖)

2 文献検索式

　PubMed と医中誌を用いて系統的文献検索を行った。以下に基本検索式を示す。この基本検索式に，各臨床疑問で設定された検索式を追加して文献検索を行った。その他に，各 WPG 員が hand search にて得た文献を加えた。各臨床疑問の検索式については，医中誌の検索式は PubMed の検索式の和訳であるため，PubMed の検索式のみを示す。

[適格基準]
・2000 年 1 月 1 日～2013 年 12 月 31 日までに掲載されている
・成人を対象としている
・英語または日本語で記載されている
・会議録を除く，PubMed および医中誌に収録されている論文

[PubMed の基本検索式]
#1. neoplasms OR neoplasm* OR cancer OR cancers OR malignan* OR metastati* OR metastas* ……… 3,202,705
#2. terminally ill OR palliative care OR pallia* OR terminal* OR end of life OR end of life care OR hospice* ……… 543,995
#3. #1 AND #2 ……… 79,247
#4. Filters: Full text; Publication date from 2000/01/01 to 2013/12/31; Humans; Japanese; English; Adult: 19+ years ……… 17,937

（注：文献数は 2014 年 6 月 21 日検索時点）

[医中誌の基本検索式]
#1. ((腫瘍/TH OR がん/AL)) AND（PT＝会議録除く） ……… 569,549
#2. ((腫瘍/TH OR 悪性腫瘍/AL)) AND（PT＝会議録除く） ……… 551,040
#3. #1 OR #2 ……… 575,086
#4. ((ターミナルケア/TH OR 終末期/AL)) AND（PT＝会議録除く） ……… 15,986
#5. ((緩和ケア/TH OR 緩和ケア/AL)) AND（PT＝会議録除く） ……… 12,082
#6. ((ホスピス/TH OR ホスピス/AL)) AND（PT＝会議録除く） ……… 4,025
#7. #4 OR #5 OR #6 ……… 24,908
#8. #3 AND #7 ……… 11,903
#9. (#8) AND（DT＝2000：2014 PT＝会議録除く（CK＝ヒト）AND（CK＝成人（19～44），中年（45～64），高齢者（65～），高齢者（80～）)) ……… 2,735

（注：文献数は 2014 年 6 月 21 日検索時点）

1 血尿

[臨床疑問 1]（P72）
がんによる膀胱からの肉眼的血尿を認める進行がん患者において，有用な治療法はあるか？

1-1（P72）
止血剤が無効ながんによる膀胱からの肉眼的血尿を認める進行がん患者に，膀胱洗浄や膀胱持続灌流は有用か？

1-2（P72）
膀胱洗浄・膀胱持続灌流が無効な肉眼的血尿を認める進行がん患者に，有用な処置はあるか？

1-3（P72）
さまざまな治療に抵抗性の肉眼的血尿を認める進行がん患者に，尿路変向は有用か？

以下の検索式でPubMedを検索したところ42件が該当した。医中誌では10件が該当した。これに加えてhand search，Cochrane Libraryの該当項目，既存のガイドラインなどの引用文献を検索したところ，臨床疑問に関連し適格基準を満たすものは9件であった。適格論文のなかから臨床疑問に関連する18件について検討した。

#1. PubMed 基本検索式
#2. haemorrhage OR hemorrhage OR bleeding OR hematuria OR haematuria OR hematuri＊
#3. bladder OR vesical OR vesic＊
#4. #1 AND #2 AND #3

2 下部尿路症状（尿閉）

[臨床疑問 2]（P77）
がんの浸潤による尿閉に対して有用な治療法はあるか？

以下の検索式でPubMedを検索したところ，47件が該当した。医中誌では10件が該当した。このうち臨床疑問に関連し適格基準を満たすものは9件であった。これに加えてhand search，Cochrane Libraryの該当項目，既存のガイドラインなどの引用文献を検索したが，臨床疑問に関連し，適格基準を満たすものは0件であった。以上，適格論文のなかから，臨床疑問に関連する9件について検討した。

#1. PubMed 基本検索式
#2. dysuria OR urinary retention OR difficulty in urination
#3. #1 AND #2

3 下部尿路症状（頻尿・尿失禁）

[臨床疑問 3]（P79）
がんの浸潤による頻尿・切迫性尿失禁に対して，有用な治療法はあるか？

以下の検索式でPubMedを検索したところ，37件が該当した。医中誌では11件が該当した。これに加えてhand search（65件），Cochrane Libraryの該当項目，既存のガイドラインなどの引用文献を検索したが，臨床疑問に関連し，適格基準を満たすものはなかった（0件）。そのなかで臨床疑問に関連する4件の論文と1件のガイドラインの計5件の参考文献について検討した。

#1. PubMed 基本検索式
#2. pollakisuria OR urinary urge incontinence OR urinary frequency OR urinary urgency OR urinary incontinence OR overactive bladder
#3. #1 AND #2

4 上部尿路閉塞・腎後性腎不全

[臨床疑問4]（P82）
がんの圧迫または浸潤による有症状の上部尿路閉塞の場合，泌尿器科的処置を行うことは保存的治療と比較して有用か？

以下の検索式でPubMedを検索したところ，84件が該当した。医中誌では23件が該当した。これに加えてhand search，Cochrane Libraryの該当項目，既存のガイドラインなどの引用文献を検索したが，臨床疑問に関連し適格基準を満たすものは8件であった。適格論文のなかから臨床疑問に関連する28件について検討した。

#1. PubMed 基本検索式
#2. ureteral stenosis OR nephrostomy OR ureteral stent OR ureter＊obstruction
#3. #1 AND #2

5 膀胱部痛・膀胱けいれん

[臨床疑問5]（P85）
がん患者における膀胱部痛・膀胱けいれんに対する有用な治療法はあるか？

5-1（P85）
膀胱部痛・膀胱けいれんのあるがん患者に対して，薬物療法は有用か？

5-2（P85）
膀胱部痛・膀胱けいれんのあるがん患者に対して，神経ブロックは有用か？

以下の検索式でPubMedを検索したところ，68件が該当した。医中誌では0件が該当した。このうち臨床疑問に関連し適格基準を満たすものは2件であった。これに加えてhand search，Cochrane Libraryの該当項目，既存のガイドラインなどの引用文献を検索したところ，臨床疑問に関連し，適格基準を満たすものは4件であった。以上，臨床疑問に関連する6件について検討した。

#1. PubMed 基本検索式
#2. bladder pain OR bladder spasm OR vesical pain OR vesical spasm OR bladder discomfort OR vesical discomfort
#3. #1 AND #2

（津島知靖）

3 今後の検討課題

　今回のガイドライン作成においては，エビデンスレベルの高い参考文献が少ないことは当初から予想していたが，文献自体も非常に少なく，緩和ケア領域での検討が難しかった項目も多かった。今後の検討課題は非常に多いが，特に実臨床との関連の強いものに関し，項目順に記載する。

1）血　尿
　膀胱タンポナーデを呈さない血尿に関しては経過観察も可能であるが，膀胱タンポナーデを伴う血尿は疼痛を伴い，最も苦痛の強い泌尿器科症状の一つである。急性期での対応と，長期的な対応で症状緩和を図る必要があり，できる手技に関する特性を知る必要がある。以下の点を今後の検討課題と考える。
- 本邦では保険収載されていないミョウバン，ホルマリンの膀胱内注入症例の集積。
- 内視鏡的止血術が有効な疾患の分類や効果持続期間。
- 血管塞栓術と放射線治療のいずれを優先して選択するかに関する記載。
- 急性期の膀胱タンポナーデと長期的な血尿に対する治療戦略に関する記載。

2）下部尿路症状（排尿症状，蓄尿症状）
　頻尿，尿失禁，尿排出症状，尿閉は，泌尿器科の基本症状であるが，緩和ケア領域での文献は非常に少なかったため，現時点ではさまざまな泌尿器科領域のガイドラインの内容を超える検討は難しかった。ただし，前立腺がん浸潤による尿閉に関しては，種々の治療の選択肢があり，専門医での対応が推奨された。以下の点を今後の検討課題と考える。
- いかなる行動療法が，がんの浸潤による頻尿や尿失禁の改善に関連づけられるのか。
- 終末期がん患者で選択されるべき抗コリン薬の種類や副作用について。
- オピオイドによる排尿障害の発生頻度について。
- オピオイドによる排尿障害は耐性になるのかについて。
- オピオイドによる排尿障害に対し，オピオイドスイッチングは有効か。
- 脊椎転移による膀胱直腸障害に対する対応について。
- 前立腺がんによる尿閉に対する，放射線治療や尿道ステントの有効性・適応に関して。

3）上部尿路閉塞・腎後性腎不全
　この領域では，比較的多くの参考文献を認めた。がんによる上部尿路閉塞に対する尿管ステントなどの泌尿器科的処置は，侵襲を伴う処置であるため，効果的な症例選択が重要となる。以下の点を今後の検討課題と考える。
- 尿管ステント留置や腎ろう造設を施行する時期に関する記載。
- 予後が延長される症例や症状が緩和される症例の詳細なる検討。

・金属ステントの利点と欠点に関する記載．

4）膀胱部痛・膀胱けいれん

　膀胱部痛の文献は少なく，痛みの対応としては一般的な WHO 方式と神経ブロックの記載となったが，膀胱部痛の原因に応じた鎮痛薬の使い分けやブロックの適応などが検討課題である．

5）陰部浮腫

　陰部浮腫が下肢や下腹部の浮腫と病態学的にどのような関連があるのか，そして治療方法に違いがあるのかなどが検討課題である．

6）尿路感染症

　尿路感染症は，発熱，倦怠，一時的なせん妄などを誘発し，がん患者の QOL を低下させ，時に重篤なウロゼプシスに移行する．終末期がん患者での効率的な経過観察の方法や，抗菌薬の詳細なる投与方法などが検討課題である．

7）尿路留置カテーテルの管理

　以下を検討課題と考える．
・終末期において，おむつ，尿道留置カテーテル，清潔間欠導尿などの排尿形態が病院，ホスピス，施設，在宅ではそれぞれどれくらいの割合を占めているのか，また，誰がその管理やケアを行っているかなどの社会情勢に関する記載．
・終末期がん患者に尿道留置カテーテルを使用することは患者の QOL を改善するかという基本的な課題に関する記載．

8）性機能障害

　がん診断によるストレスと ED との関連や，終末期がん患者の ED に対する PDE-5 阻害薬の有効性に関する詳細なる記載が今後の課題である．

　最後に，緩和ケアでは，病院，ホスピス，在宅，施設などさまざまな状況のなかで，より良い決断を迫られる．したがって，1 つの答えを求めることも必要であるが，いろいろな考え方，対応の仕方があるという事実が確認されることも重要である．立場の違う医師や多職種が多面的に討論することも，より質の高いガイドラインの作成への検討課題の一つである．

（目黒則男）

索引

（**太字**は主要ページ）

◆和文◆

い
溢流性尿失禁　10, 26, 30
陰嚢水腫　11, 46
陰部浮腫　**44**

う
ウロゼプシス　11
エビデンス総体　6, 12
エビデンスの強さ　**6**

お
オピオイドスイッチング　29

か
回腸導管　11, **39**, 75
過活動膀胱　9, **80**
下腹神経叢ブロック　11, 42, **86**
下部尿路症状　9, **22**, 77, 79
間質性膀胱炎　11
嵌頓包茎　46

き
機能性尿失禁　10, 30

け
経尿道的　10, 19
　――腫瘍切除術　10, 19
　――前立腺切除術　10, 78
　――電気凝固術　10, 19
血尿　9, **14**, 72
顕微鏡的血尿　14

こ
高気圧酸素療法　20
抗コリン薬　32
行動療法　32
骨盤底筋訓練　10, 32
コリン作動薬　28
混合性尿失禁　10, 30

さ
残尿測定　25

し
出血性膀胱炎　16
上部尿路閉塞　**36**, **82**
腎盂腎炎　53, 55
腎後性腎不全　10, **36**, **82**
腎性腎不全　10, 36
真性尿失禁　10, 30
腎前性腎不全　10, 36
深部静脈血栓症　45
腎ろう　11, **39**, **62**, 82

す
推奨の強さ　**7**
水腎症　10, 37

せ
性機能障害　12, **64**
清潔間欠導尿法　12, 59
精索水瘤　11, 46
精巣上体炎　46
切迫性尿失禁　9, 30

そ
塞栓療法　19
多尿　9, 32
単純性尿路感染症　11, 50

ちて
蓄尿症状　9, 30
デルファイ法　12, 89

と
動脈塞栓術　**74**
ドレナージ　10

に
肉眼的血尿　15
尿意切迫感　9

尿管ステント　10, **38**, **62**, 82
尿管皮膚ろう　11, **39**, 75
尿失禁　9, **30**, **79**
尿道膀胱鏡　9
尿道留置　58, 61
尿閉　10, 26, **77**
尿流動態検査　26
尿路カテーテル　**58**
尿路変向　10, **75**

は
バイオフィルム　11
排尿記録　10, 24
排尿後症状　9
排尿困難　9, 74
排尿症状　9, 26

ひふ
頻尿　9, **30**, **79**
フェノールサドルブロック　11, **42**, **86**
腹圧性尿失禁　10, 30
複雑性尿路感染症　11, 50, 55
不対神経節ブロック　11, **42**, **86**

ほ
膀胱炎　53, 55
膀胱訓練　10, 32
膀胱けいれん　**41**, **85**
膀胱持続灌流　9, 63, **73**
膀胱洗浄　**73**
膀胱タンポナーデ　9, **73**
膀胱部痛　**41**, **85**
膀胱部痛症候群　11
膀胱ろう　11, 59, 62
放射線性膀胱炎　9, 16, 74

みむ
ミルキング　11
無症候性細菌尿　51
無尿　10
紫色採尿バッグ症候群　11, 61

や
夜間頻尿　9

薬剤性排尿症状　29

り
臨床疑問　12, 94
リンパ浮腫　45

◆欧文◆

A
a_1受容体遮断薬　28

B
$β_3$受容体作動薬　32

C
clean intermittent catheterization（CIC）　59

D
Delphi　12

E
erectile dysfunction（ED）　64

F
Fr.（フレンチ）　12

M
Minds　12

P
PDE-5 阻害薬　68
PICO　12, 88

T
TUC　10, 19
TURBT　10, 19
TURP　10, 78

◆数字◆

3way 尿道留置カテーテル　12, 62

がん患者の
泌尿器症状の緩和に関するガイドライン
2016 年版　　　　定価（本体 2,000 円＋税）

2016 年 6 月 20 日　第 1 版第 1 刷発行

編　集　特定非営利活動法人　日本緩和医療学会
　　　　緩和医療ガイドライン委員会

発行者　福村　直樹

発行所　金原出版株式会社
〒113-8687 東京都文京区湯島 2-31-14
電話　編集　（03）3811-7162
　　　営業　（03）3811-7184
FAX　　　　（03）3813-0288
振替口座　00120-4-151494
http://www.kanehara-shuppan.co.jp/
ISBN 978-4-307-10179-0　　　　印刷・製本／三報社印刷㈱

©2016
検印省略
Printed in Japan

JCOPY ＜（社）出版者著作権管理機構　委託出版物＞
本書の無断複製は著作権法上での例外を除き禁じられています。複製される場合は，そのつど事前に，（社）出版者著作権管理機構（電話 03-3513-6969，FAX 03-3513-6979，e-mail: info@jcopy.or.jp）の許諾を得てください。

小社は捺印または貼付紙をもって定価を変更致しません。
乱丁，落丁のものはお買上げ書店または小社にてお取り替え致します。

2016·6

緩和ケアに携わる医療者必携のガイドライン　5年ぶりの改訂！

がん患者の呼吸器症状の緩和に関するガイドライン　2016年版

編集 特定非営利活動法人 日本緩和医療学会 JSPM
緩和医療ガイドライン委員会

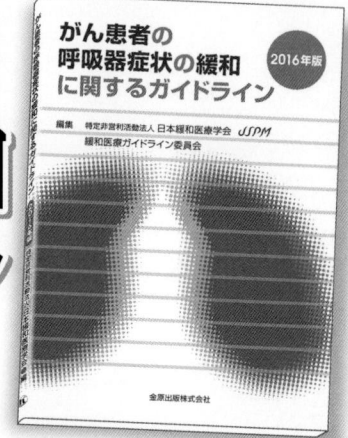

呼吸困難やその他の呼吸器症状は、がん患者において頻度が高く難治性とされており、緩和医療における重要な課題の一つである。5年ぶりの改訂となった2016年版では、計26の臨床疑問を収載した。前版の推奨部分について最新の文献レビューを行い全面的に改訂するとともに、前版では「関連する特定の病態の治療」として概説するのみにとどまった悪性胸水、咳嗽、死前喘鳴の各項目についても、新たに臨床疑問を設定している。

主な内容

Ⅰ章 はじめに
1. ガイドライン作成の経緯と目的
2. ガイドラインの使用上の注意
3. エビデンスレベルと推奨の強さ
4. 用語の定義と概念

Ⅱ章 背景知識
1. 呼吸困難のメカニズム
2. 呼吸不全の病態生理
3. 呼吸困難の原因
4. 呼吸困難の評価
5. 身体所見と検査
6. 酸素療法
7. 呼吸困難以外の呼吸器症状
8. 薬剤

Ⅲ章 推奨
1. 呼吸困難に対する酸素療法
2. 呼吸困難に対する薬物療法
3. 特定の病態に対する治療

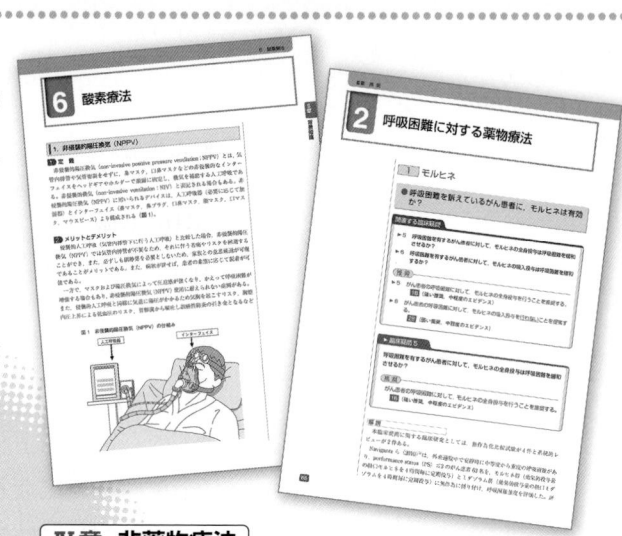

Ⅳ章 非薬物療法
1. 看護ケア
2. 呼吸リハビリテーション
3. 精神療法
4. リラクセーション

Ⅴ章 資料
1. 作成過程
2. 文献検索式
3. 今後の検討課題

読者対象 緩和ケア・がん治療に携わる医師、看護師、薬剤師 など

◆B5判 160頁 11図　◆定価（本体2,200円+税）　ISBN978-4-307-10178-3

金原出版 〒113-8687 東京都文京区湯島2-31-14　TEL03-3811-7184（営業部直通）FAX03-3813-0288
本の詳細、ご注文等はこちらから　http://www.kanehara-shuppan.co.jp/